統合失調症に合併する肥満・糖尿病の予防ガイド

Prevention Guide for Obesity and Diabetes in Patients with Schizophrenia

監修　日本精神神経学会　日本糖尿病学会　日本肥満学会
編集　「統合失調症に合併する肥満・糖尿病の予防ガイド」作成委員会

株式会社 新興医学出版社

執筆者一覧

● **監修** ━━

日本精神神経学会，日本糖尿病学会，日本肥満学会

● **編集** ━━

「統合失調症に合併する肥満・糖尿病の予防ガイド」作成委員会

参加学会（日本精神神経学会，日本糖尿病学会，日本肥満学会）

● **委員長** ━━

古郡　規雄（獨協医科大学精神神経医学講座 准教授）

● **委員（50 音順）** ━━━━━━━━━━━━━━━━━━━━━━━━━━━━━━━━━━━━━━

伊藤　　裕（慶應義塾大学医学部腎臓内分泌代謝内科 教授）

鹿島　晴雄（国際医療福祉大学大学院医療福祉学研究科臨床心理学専攻 教授）

久住　一郎（北海道大学大学院医学研究院神経病態学分野精神医学教室 教授）

佐倉　　宏（東京女子医科大学医学部 教授/東京女子医科大学東医療センター内科 部長）

菅原　典夫（獨協医科大学精神神経医学講座 准教授）

鈴木雄太郎（新潟大学医歯学総合病院精神科 特任教授/医療法人敬愛会 末広橋病院 理事長）

龍野　一郎（東邦大学医学部内科学講座糖尿病・代謝・内分泌学分野（佐倉）教授/東邦大学医療
　　　　　　センター佐倉病院 副院長）

山内　敏正（東京大学大学院医学系研究科内科学専攻生体防御腫瘍学講座代謝・栄養病態学分野
　　　　　　教授）

● **作成協力** ━━━

倉田　知佳（日本精神神経学会　精神医療・精神医学情報センター）

田村　法子（日本精神神経学会　精神医療・精神医学情報センター）

個人としての利益相反

「統合失調症に合併する肥満・糖尿病の予防ガイド」作成委員会では，委員長・委員と製薬企業との間の経済的関係につき，以下の基準で過去3年間の利益相反状況の申告を得た．

利益相反事項（2016～2018年）の開示（50音順）

①企業や営利を目的とした団体の役員，顧問職の有無と報酬額が年間100万円を超えている
②株の保有と，その株式から得られる利益が年間100万円を超えている
③企業や営利を目的とした団体から特許権使用料として支払われた報酬が年間100万円を超えている
④1つの企業や営利を目的とした団体より，会議の出席や講演に対し支払われた報酬が年間50万円を超えている
⑤1つの企業や営利を目的とした団体がパンフレットなどの執筆に対して支払った原稿料が年間50万円を超えている

⑥1つの企業や営利を目的とした団体が提供する研究費が年間100万円を超えている
⑦1つの企業や営利を目的とした団体が提供する奨学（奨励）寄附金が年間100万円を超えている
⑧企業などが提供する寄附講座に所属し，実際に割り当てられた寄付額が年間100万円を超えている
⑨その他の報酬（研究とは直接に関係しない旅行など）が年間5万円を超えている

委員	①顧問	②株保有・利益	③特許使用料	④講演料	⑤原稿料	⑥研究費	⑦寄附金	⑧寄附講座	⑨その他
伊藤　裕	SBIファーマ ニプロ	該当なし	該当なし	MSD 花王 塩野義製薬 第一三共 大正富山医薬品 武田薬品工業 田辺三菱製薬 日本ベーリンガーインゲルハイム	該当なし	オリエンタル酵母工業 興和 塩野義製薬 帝人ファーマ 日本イーライリリー ノバルティスファーマ	アステラス製薬 アボットジャパン 小野薬品工業 協和発酵キリン サノフィ ジョンソン・エンド・ジョンソン 第一三共 大正富山医薬品 大日本住友製薬 武田薬品工業 田辺三菱製薬 中外製薬 帝人ファーマ 持田製薬	該当なし	該当なし
鹿島　晴雄	すべて該当なし								
久住　一郎	該当なし	該当なし	該当なし	大塚製薬 大日本住友製薬 Meiji Seikaファルマ	該当なし	旭化成ファーマ 日本イーライリリー 日本ベーリンガーインゲルハイム	アステラス製薬 エーザイ 大塚製薬 大日本住友製薬 田辺三菱製薬	該当なし	該当なし
佐倉　宏	該当なし	該当なし	該当なし	アステラス製薬 サノフィ 田辺三菱製薬	該当なし	該当なし	アステラス製薬 エーザイ MSD 田辺三菱製薬 中外製薬 ノバルティスファーマ ノボノルディスクファーマ	該当なし	該当なし
菅原　典夫	すべて該当なし								
鈴木　雄太郎	すべて該当なし								
龍野　一郎	該当なし	該当なし	該当なし	武田薬品工業 ノバルティスファーマ 持田製薬	該当なし	該当なし	小野薬品 武田薬品工業 ファイザー 持田製薬	該当なし	該当なし
古郡　規雄	該当なし	該当なし	該当なし	MSD 大塚製薬 大日本住友製薬 持田製薬	該当なし	該当なし	該当なし	該当なし	該当なし
山内　敏正	該当なし	該当なし	該当なし	アステラス製薬 小野薬品工業 サノフィ 武田薬品工業 ノバルティスファーマ ノボノルディスクファーマ	該当なし	Aero Switch アストラゼネカ 興和 三和化学 第一三共 ベーリンンガーイーゲルハイム（日本） 三菱ライフサイエンス メルワ	小野薬品工業 キッセイ薬品工業 協和発酵キリン サノフィ 第一三共 大正富山医薬品 田辺三菱製薬 ノボノルディスクファーマ	MSD NTTドコモ 小野薬品工業 興和 武田薬品工業 田辺三菱製薬 日本ベーリンガーインゲルハイム ノボノルディスクファーマ	該当なし

委員長・委員はすべて「統合失調症に合併する肥満・糖尿病の予防ガイド」の内容に関して，関連疾患の医療・医学の専門家として，科学的および医学的公正さと妥当性を担保し，統合失調症の診療レベルの向上，健康寿命の延伸，QOL の向上を旨として編集作業を行った．利益相反の扱いに関しては，日本医学会の「診療ガイドライン策定参加資格基準ガイダンス」に従った．

　申告された企業は左記の通りである（対象期間は 2016 年 1 月 1 日〜2018 年 12 月 31 日）．企業名は2020 年 1 月現在の名称とした．

＊　　　　＊　　　　＊

組織としての利益相反

■日本精神神経学会の事業活動における資金提供を受けた企業を記載する．
（対象期間は 2016 年 1 月 1 日〜2018 年 12 月 31 日）

1）日本精神神経学会の事業活動に関連して，資金（寄附金等）を提供した企業名
①共済セミナー
なし
②賛助会員
なし
③研究助成
なし
④顕彰制度
なし
2）「統合失調症に合併する肥満・糖尿病の予防ガイド」作成に関連して，資金を提供した企業名
なし

■日本糖尿病学会の事業活動における資金提供を受けた企業を記載する．
（対象期間は 2016 年 1 月 1 日〜2018 年 12 月 31 日）

1）日本糖尿病学会の事業活動に関連して，資金（寄附金等）を提供した企業名
①共済セミナー
アークレイ，アークレイマーケティング，旭化成ファーマ，あすか製薬，アステラス・アムジェン・バイオファーマ，アステラス製薬，アストラゼネカ，アボットジャパン，アボットバスキュラージャパン，ウェルビー，LSI メディエンス，MSD，栄研化学，エーザイ，エージェリオンファーマシューティカルズ，エスアールエル，大塚製薬，小野薬品工業，科研製薬，キッセイ薬品工業，協和キリン，ギリアド・サイエンシズ，クラシエ薬品，興和，コスミックコーポレーション，寿製薬，コヴィディエンジャパン，サノフィ，参天製薬，三和化学研究所，塩野義製薬，ジョンソン・エンド・ジョンソン，大正ファーマ，大日本住友製薬，武田薬品工業，田辺三菱製薬，第一三共，テルモ，日機装，ニプロ，日本イーライリリー，日本ジェネリック製薬協会，日本ベーリンガーインゲルハイム，日本ベクトン・ディッキンソン，日本メドトロニック，ノバルティスファーマ，ノボノルディスクファーマ，はくばく，バイエル薬品，フクダコーリン，富士フイルムファーマ（2019 年 3 月解散），富士レビオ，マイラン EPD，持田製薬，ユネクス，LifeScan Japan，RIZAP，ロシュ・ダイアグノスティックス，ロシュ DC ジャパン
②賛助会員
アークレイマーケティング，アステラス製薬，アストラゼネカ，アボットジャパン，EA ファーマ，MSD，エーザイ，エスアールエル，H プラス B ライフサイエンス，小野薬品工業，科研製薬，キッセイ薬品工業，協和キリン，興和，サノフィ，三和化学研究所，塩野義製薬，シスメックス，ジョンソン・エンド・ジョンソン，積水メディカル，大正ファーマ，大日本住友製薬，田辺三菱製薬，第一三共，中外製薬，テルモ，東ソー，ニプロ，日本イーライリリー，日本ベーリンガーインゲルハイム，日本メドトロニック，日本たばこ産業，ノボノルディスクファーマ，PHC，文光堂，堀場製作所，ロシュ・ダイアグノスティックス，ロシュ DC ジャパン
③研究助成
アボットジャパン，MSD，サノフィ，武田薬品工業，日本イーライリリー，日本ベーリンガーインゲルハイム，ノボノルディスクファーマ
④顕彰制度
サノフィ，日本イーライリリー，ノボノルディスクファーマ
2）「統合失調症に合併する肥満・糖尿病の予防ガイド」作成に関連して，資金を提供した企業名
なし

■日本肥満学会の事業活動における資金提供を受けた企業を記載する．
（対象期間は 2016 年 1 月 1 日〜2018 年 12 月 31 日）

1）日本肥満学会の事業活動に関連して，資金（寄附金等）を提供した企業名
①共催セミナー
アステラス製薬，アストラゼネカ，MSD，小野薬品工業，興和創薬，コヴィディエンジャパン，サニーヘルス，サノフィ，三和化学，ジョンソン・エンド・ジョンソン，第一三共，大正製薬，大正ファーマ，大日本住友製薬，武田薬品工業，田辺三菱製薬，ノバルティスファーマ，ノボノルディスクファーマ，松谷化学工業，ミヤリサン製薬，メディロム，持田製薬，富士フイルム富山化学，富士フイルムファーマ（2019 年 3 月解散），日本イーライーリリー，日本ベーリンガーインゲルハイム，RIZAP
②賛助会員
アサヒ，アステラス製薬，MSD，花王，キッセイ薬品工業，興和創薬，サラヤ，大正製薬，ダイセル，大日本住友製薬，武田薬品工業，タニタ，ニチレイ，ノボノルディスクファーマ，富士フイルム富山化学
③研究助成
小野薬品工業，田辺三菱製薬，第一三共，アストラゼネカ，大正製薬，富士フイルム富山化学，ノボノルディスクファーマ
④顕彰制度
なし
2）「統合失調症に合併する肥満・糖尿病の予防ガイド」作成に関連して，資金を提供した企業名
なし

本ガイドの使用法

　本ガイドは，精神科医や医療スタッフが適切かつ妥当に診療あるいはそのサポートを行うための臨床的判断を支援する目的で，現時点における医学的知見に基づいて作成されたものである．個々の患者の診療は，その患者のすべての臨床データをもとに主治医によって個別に決定がなされるべきものである．したがって，本ガイドは医師の裁量を拘束するものではない．また，本ガイドは，すべての患者に適用されるものではなく，患者の状態を正確に把握したうえで，それぞれの診療の現場で参考とされるために作成されたものである．

　「統合失調症に合併する肥満・糖尿病の予防ガイド」作成委員会は，本ガイドの記載内容については責任を負うが，個々の診療行為についての責任を負わない．また，本ガイドの内容は医療訴訟対策などの資料となるものではない．本ガイドの記載文言と一致しないことを根拠に医療過誤と短絡することは，本ガイドの誤用であることを銘記されたい．

序

　精神障害をかかえる方のリカバリーを考えるうえで，身体的な健康が維持されることは不可欠な要素のひとつである．精神科領域では，各関連学会において，統合失調症やうつ病・双極性障害などの治療ガイドラインが活発に作成されているが，合併した身体疾患に関して他領域の学会と共同で作成されたガイドラインはこれまで存在しなかった．日本精神神経学会では，ガイドライン検討委員会における課題のひとつとして，「向精神薬服用中の精神障害者の肥満・糖尿病予防のためのガイドライン」作成を目指し，日本糖尿病学会，日本肥満学会に協力を依頼したところ快諾が得られ，3学会合同の委員会が結成されるに至った．

　日本糖尿病学会では，エビデンスに基づく合理的かつ効率的で均質な糖尿病の診療の推進を目的に「診療ガイドライン」を3年ごとに，糖尿病専門医のみならず，一般内科医やメディカルスタッフ向けの「治療ガイド」を2年ごとに，患者さんとその家族向けの「治療の手びき」を3年ごとに作成している．日本肥満学会でも，一般医・メディカルスタッフ向けの「診療ガイドライン」を作成している．一方，今回の課題に関しては，国内外のエビデンスがかなり少ない現状を鑑み，わが国のエビデンスをできるだけ中心にして，海外の文献も参考にしながら，「統合失調症に合併する肥満・糖尿病の予防ガイド」として，一般精神科医やメディカルスタッフ向けにまとめることとなった．肥満・糖尿病予防の一般論的記載は，上記2学会の診療ガイドラインや治療ガイドを積極的に引用している[a~c]．しかし，利用できる精神科関連のエビデンスが限られ，エキスパート・コンセンサスの域を出ないものも多いことから，通常のガイドラインで記載されているエビデンスレベルや推奨グレードの表示は今回あえて行わなかった．不十分な形であっても，いったん現状をまとめることによって，将来補っていくべきエビデンス領域を明らかにし，今後の研究の方向性の示唆が得られると考えている．

　したがって，本ガイドはまだ完全なものではない．ここに示された掲載内容は絶対的・永久的なものではなく，医学の進展によって将来変わりうる流動的なものであり，ひとつの目安と考えていただきたい．さらに，本ガイドは法的な規範になるものではない．

　本ガイドは，今後も新たなエビデンスや情報を受けてアップデートを計画している．また，精神科医やメディカルスタッフ向けのガイドだけでなく，当事者やその家族向けのガイド作成についても今後，検討したい．当事者のみならず，統合失調症にかかわるすべての人にとって，本ガイドが統合失調症の身体的予後を改善し，心身ともにバランスの取れたリカバリーを目指していくことの一助になれば幸いである．

2020 年 4 月

　　　　　　　　「統合失調症に合併する肥満・糖尿病の予防ガイド」作成委員会

▶ 主要文献

a）日本糖尿病学会　編・著：糖尿病診療ガイドライン 2019. 南光堂, 東京, 2019
b）日本糖尿病学会　編・著：糖尿病治療ガイド 2018－2019. 文光堂, 東京, 2018
c）日本肥満学会編：肥満症診療ガイドライン 2016. ライフサイエンス出版, 東京, 2016

略語表

5-HT2C	5-hydroxytryptamine2C	セロトニン（5-ヒドロキシトリプタミン）2C
BDNF	brain-derived neurotrophic factor	脳由来神経栄養因子
BMI	body mass index	体格指数 ［体重（kg）/身長（m）^{2}］
BZ	benzodiazepine	ベンゾジアゼピン
CT	computed tomography	コンピュータ断層撮影
DPP-4	dipeptidyl peptidase-4	DPP-4
FDA	Food and Drug Administration	米国食品医薬品局
FGA	first-generation antipsychotic	第一世代抗精神病薬
FPG	fasting plasma glucose	空腹時血糖
GLP-1	glucagon-like peptide-1	グルカゴン様ペプチド-1
HbA1c	hemoglobin A1c	ヘモグロビンA1c
HDL-C	high-density lipoprotein cholesterol	高比重リポ蛋白コレステロール
LDL-C	low-density lipoprotein cholesterol	低比重リポ蛋白コレステロール
NAFLD	nonalcoholic fatty liver disease	非アルコール性脂肪性肝疾患
NaSSA	noradrenergic specific serotonergic antidepressant	ノルアドレナリン作動性・特異的セロトニン作動性抗うつ薬
OGTT	oral glucose tolerance test	経口ブドウ糖負荷試験
QOL	quality of life	生活の質
RCT	randomized controlled trial	ランダム化比較試験
RPG	random plasma glucose	随時血糖
SGA	seconde-generation antipsychotic	第二世代抗精神病薬
SGLT2	sodium glucose cotransporter (sodium glucose transporter) 2	SGLT2
SNRI	serotonin noradrenalin reuptake inhibitor	セロトニン・ノルアドレナリン再取り込み阻害薬
SSRI	selective serotonin reuptake inhibitors	選択的セロトニン再取り込み阻害薬
SU	sulfonylurea	スルホニル尿素
TG	triglyceride	中性脂肪/トリグリセライド
TIA	transient ischemic attack	一過性脳虚血発作
VFA	visceral fat area	内臓脂肪面積
WC	waist circumference	ウエスト周囲長
WHO	World Health Organization	世界保健機関

◆ 精神科医が知っておくことが望ましい内科的知識に関する項目

88002-790　**JCOPY**

第 1 章

はじめに

CQ 1-1　なぜ肥満や糖尿病を予防するのか？

Summary

統合失調症患者では心血管疾患を原因とした死亡により平均余命が短く，この対策のために，肥満や糖尿病を予防することが望ましい．

解説

　精神疾患に罹患した集団における死亡リスクは一般人口に比べて高いことが報告されている[1]．その治療において抗精神病薬が使用されている統合失調症患者では，一般人口に比べ平均余命が短く，近年のメタ解析によるとその差は14.5年とされている[2]．これらの死因について，縦断的観察研究の結果は自殺などの外因死ではなく自然死が多いことを，特に心血管疾患の影響が大きいことを示している[3,4]．こうした死亡リスクや死亡時年齢の一般人口からの乖離は年々拡大しており[1,5]，その対策が求められている．しかし，主たる死亡原因となる虚血性心疾患などについて，その生前において十分に診断されていないとする報告もあり[6]，適切なスクリーニングや精神疾患の特性をふまえた配慮を要する．

　上記の報告はいずれも海外からのものであるが，わが国の精神科医療現場においても糖脂質代謝に影響する薬剤が使用されており，心血管疾患の背景と考えられる肥満（BMI≧25）やメタボリックシンドロームについて，外来通院中の統合失調症患者における有病割合がそれぞれ48.9％，34.2％と一般人口よりも高いことが報告されている[7,8]．このため，統合失調症患者に合併する肥満や糖尿病を予防することが必要である．

CQ 1-2 患者の身体疾患治療を行ううえで配慮しなければならないことは何か?

Summary

意思決定のサポートが重要であり,それは「サポートする側が良いと思っている選択をさせること」ではなく,「患者の意思決定の質を向上させること」である.

解説

「医師,歯科医師,薬剤師,看護師その他の医療の担い手は,医療を提供するにあたり,適切な説明を行い,医療を受ける者の理解を得るよう努めなければならない」と医療法が規定するとおり,医療行為はインフォームドコンセント(十分な説明を受けた後の患者による同意)に基づいて行われる必要がある.このような観点から,合併する肥満や糖尿病を予防するにあたっても,懸念される疾患名,症状,予測される経過,検査/治療法,活用できるサービスなどについて,説明を受ける権利が患者にある.また,患者はそのような説明を前提にして,医療行為を受けること(拒否すること)についての自己決定権がある.

わが国においては,精神疾患患者の治療に関する意思決定能力についての定量的研究はほとんどない.しかし,海外において行われた調査については系統的レビューが行われており,患者の精神症状や認知機能と意思決定能力に関連性がみられること,また,こうした能力を向上させる介入法についてはいくつか検討されているものの,現時点で確立しているとは言いがたいということが報告されている[9].この現状において,現場で行われる意思決定サポートとは,精神症状の変化に応じて,わかりやすい言葉で,繰り返し疾患や治療について説明を行うことであると考えられる.ここで大切なポイントは,意思決定のサポートとは,「サポートする側が良いと思っている選択をさせること」ではなく,「意思決定の質を向上させること」であるという基本姿勢を忘れないということとである.

▶ 第 1 章文献

1) Walker ER, McGee RE, Druss BG：Mortality in mental disorders and global disease burden implications：a systematic review and meta-analysis. JAMA Psychiatry 72（4）：334-341, 2015

2) Hjorthøj C, Stürup AE, McGrath JJ, et al：Years of potential life lost and life expectancy in schizophrenia：a systematic review and meta-analysis. Lancet Psychiatry 4（4）：295-301, 2017

3) Brown S, Kim M, Mitchell C, et al：Twenty-five year mortality of a community cohort with schizophrenia. Br J Psychiatry 196（2）：116-121, 2010

4) Olfson M, Gerhard T, Huang C, et al：Premature mortality among adults with schizophrenia in the United States. JAMA Psychiatry 72（12）：1172-1181, 2015

5) Nielsen RE, Uggerby AS, Jensen SO, et al：Increasing mortality gap for patients diagnosed with schizophrenia over the last three decades—a Danish nationwide study from 1980 to 2010. Schizophr Res 146（1-3）：22-27, 2013

6) Crump C, Winkleby MA, Sundquist K, et al：Comorbidities and mortality in persons with schizophrenia：a Swedish national cohort study. Am J Psychiatry 170（3）：324-333, 2013

7) Sugai T, Suzuki Y, Yamazaki M, et al：High prevalence of obesity, hypertension, hyperlipidemia, and diabetes mellitus in Japanese outpatients with schizophrenia：a nationwide survey. PLoS One 11（11）：e0166429, 2016

8) Sugai T, Suzuki Y, Yamazaki M, et al：Difference in prevalence of metabolic syndrome between Japanese outpatients and inpatients with schizophrenia：a nationwide survey. Schizophr Res 171（1-3）：68-73, 2016

9) Larkin A, Hutton P：Systematic review and meta-analysis of factors that help or hinder treatment decision-making capacity in psychosis. Br J Psychiatry 211（4）：205-215, 2017

第2章

肥満

Summary

肥満は脂肪組織にトリグリセライドが過剰に蓄積した状態を表しており，わが国では BMI≧25 を基準として定義されている.

解 説

　　肥満は脂肪組織にトリグリセライド（TG）が過剰に蓄積した状態を表しており，ただちに病気に分類されるわけではない．しかし，糖尿病や脂質異常症をはじめとした代謝性疾患などのさまざまな健康障害を引き起こすことがあり，日本肥満学会では，肥満に関連して発症する健康障害を有し，医学的に減量の必要な状態を「肥満症」と定義している.

　　肥満の判定基準について，現在，わが国をはじめ国際的にも［体重（kg）/身長（m）^{2}］で算出される BMI（body mass index：体格指数）が用いられている．世界保健機関（WHO）の診断基準では 25≦BMI＜30 を Pre-obese（過体重）とし，BMI≧30 を obese（肥満）と定義している．わが国の国民健康・栄養調査報告では，25≦BMI＜30 の割合は 20.6％，BMI≧30 は 4.1％とされており[1]，統合失調症患者についての調査でも 25≦BMI＜30 の割合が 23.5％，BMI≧30 については 6.7％と報告されていることからも[2]，わが国において BMI≧30 の肥満が少ないことがうかがえる．また，WHO の基準では肥満ではなく，過体重とされる BMI 26 から 27.9 の集団において，高血圧，低 HDL コレステロール血症，高 TG 血症を有するオッズ比が 2 倍以上になると報告されており[3]，日本人においては軽度の肥満でも健康障害につながりやすいと考えられている.

　　こうしたことから，わが国における肥満の判断基準として，日本肥満学会では WHO 基準をそのまま適用せず，BMI≧25 を「肥満」と定義し，表 2-1[c]のような肥満判定基

表 2-1　肥満度分類

BMI（kg/m^2）	判定	WHO 基準
＜18.5	低体重	Underweight
18.5≦～＜25	普通体重	Normal range
25≦～＜30	肥満（1 度）	Pre-obese
30≦～＜35	肥満（2 度）	Obese class I
35≦～＜40	肥満（3 度）	Obese class II
40≦	肥満（4 度）	Obese class III

BMI≧35 を高度肥満と定義する

（肥満症診療ガイドライン 2016[c]，p.xii）

準を設けている．なお，日本肥満学会が定義する「肥満症」は，あくまで肥満に関連した健康障害に対し医学的に減量が必要な病態であり，この肥満度で重症度を判断するものではない．また，肥満症の定義を肥満とは区別して設けることにより，肥満と判定される集団の中には，必ずしも健康障害を有さず，また将来的に合併するリスクも低く，したがって医学的には減量の必要性が低いと考えられる者が含まれていることを示す．

注：◆精神科医が知っておくことが望ましい内科的知識に関する項目

CQ 2-2 肥満になると，何が問題なのか？（肥満症を含む）

Summary

肥満はただちに治療の対象になるとは限らないが，健康障害を1つ以上有する肥満症については疾患単位として取り扱う.

解説

　　肥満はただちに治療の対象になるとは限らない．しかし，種々の健康障害と関連し，医学的に減量を必要とする病態については，疾病単位の「肥満症」として取り扱われる．肥満（BMI≧25）と診断されたもののうち，①肥満に起因ないし関連し，減量を要する（減量により改善する，または進展が抑制される）健康障害を有するもの，または，②健康障害を伴いやすい高リスク肥満として，ウエスト周囲長によるスクリーニングで内臓

表2-2 肥満に起因ないし関連し，減量を要する健康障害

1.　肥満症の診断基準に必須な健康障害
①耐糖能障害（2型糖尿病・耐糖能異常など）
②脂質異常症
③高血圧
④高尿酸血症・痛風
⑤冠動脈疾患：心筋梗塞・狭心症
⑥脳梗塞：脳血栓症・一過性脳虚血発作（TIA）
⑦非アルコール性脂肪性肝疾患（NAFLD）
⑧月経異常・不妊
⑨閉塞性睡眠時無呼吸症候群・肥満低換気症候群
⑩運動器疾患：変形性関節症（膝・股関節）・変形性脊椎症，手指の変形性関節症
⑪肥満関連腎臓病
2.　診断基準には含めないが，肥満に関連する健康障害
①悪性疾患：大腸がん，食道がん（腺がん），子宮体がん，膵臓がん，腎臓がん，乳がん，肝臓がん
②良性疾患：胆石症，静脈血栓症・肺塞栓症，気管支喘息，皮膚疾患，男性不妊，胃食道逆流症，精神疾患
3.　高度肥満症の注意すべき健康障害
①心不全
②呼吸不全
③静脈血栓
④閉塞性睡眠時無呼吸症候群
⑤肥満低換気症候群
⑥運動器疾患

（肥満症診療ガイドライン2016[c]，p.xii）

脂肪蓄積を疑われ，腹部 CT によって確定診断された内臓脂肪型肥満，のいずれかの条件を満たす場合にわが国における肥満症と診断する．なお，日本肥満学会では男女とも内臓脂肪面積（VFA）値$\geq 100\ cm^2$を内臓脂肪蓄積の基準とし，さらに VFA 蓄積を推定するウエスト周囲長を男性$\geq 85\ cm$，女性$\geq 90\ cm$ と定めている．

　肥満に起因ないし関連し，減量を要する健康障害を**表 2-2** に示す．肥満症の診断基準に必要な健康障害として，肥満症診断基準 2011 では 11 疾患を挙げるほか[4]，肥満症診療ガイドラインでは，診断基準には含めないものの，肥満と関連し，注意を払うべき疾患群として，いくつかの悪性疾患および良性疾患を挙げており，高度肥満症（BMI≥ 35）の注意すべき健康障害にいたるまで，さまざまな健康障害と関連することが肥満の問題である．（肥満症診療ガイドライン 2016，p.5-6）

注：◆精神科医が知っておくことが望ましい内科的知識に関する項目

CQ 2-3 統合失調症における肥満合併の割合はどれくらいか？

Summary

わが国の統合失調症患者を対象とした調査では，外来では 48.9%，入院においては 23.1% が肥満を合併し，特に外来においての割合が高い．

解説

　精神疾患に罹患した集団における肥満の有病割合について，ウエスト周囲長を基準とした海外のメタ解析によると，統合失調症について 49.4%[5] と報告されている．また，抗精神病薬を服用したことのない群，初回エピソード群，慢性期群と病期に分けて上記の同じ基準による肥満の有病割合について統合を行ったところ，それぞれ 26.6%，22.0%，52.7% であったとする報告もあり[6]，肥満が精神疾患の慢性期における大きな課題であることがうかがえる．

　わが国における調査では，外来に通院している統合失調症患者について，BMI が 25 以上の肥満に該当する割合が 48.9% とする一方，入院においては 23.1%，対照としての一般人口については 24.7% と報告があり[7]，慢性期の外来通院患者において肥満対策の高いニーズがあると考えられる．

CQ 2-4 肥満と抗精神病薬服用には関係があるか？（多剤併用によるリスク含め）

Summary

第二世代抗精神病薬による体重増加についての報告が多いが，この体重増加は，第一世代抗精神病薬，気分安定薬，抗うつ薬によっても生じうる副作用である．

解説

　　抗精神病薬投与と肥満に関しては，第二世代抗精神病薬による体重増加について多くの報告があり，オランザピンからよりリスクの少ない薬剤への変更により改善の可能性があることも報告されている[8~10]．また，眠気，ふらつきなど他の副作用による身体活動の低下によっても肥満の進展が加速される可能性がある．横断調査の結果からは，多剤併用および大量投与がBMI増加と関連することが示されており[11]，これらを回避ないし是正するか，あるいは多剤併用大量投与となっている患者への積極的な体重の減量介入が望ましい．抗精神病薬による体重増加は，服薬アドヒアランスの低下につながると考えられ[12]，その対応は精神疾患を治療するうえでの大きな課題である．

　　なお，体重増加は，第一世代抗精神病薬，気分安定薬，抗うつ薬によっても生じうる

表 2-3 向精神薬と肥満治療に関する留意事項

	おもな治療薬	肥満治療に関する留意事項
抗精神病薬	第二世代抗精神病薬 第一世代抗精神病薬	食欲増進，眠気，ふらつきなどのあるものが多いため，リスクとベネフィットを考慮
抗うつ薬	SSRI・SNRI NaSSA 三環系・四環系 その他	SNRI：尿閉の副作用あり腎障害には不向き NaSSA：食欲増進の副作用あり 　傾眠による活動量低下が懸念される 三環系：心毒性あり循環器疾患の合併には特に不向き，また，食欲増進の副作用あり
気分安定薬	リチウム・バルプロ酸 カルバマゼピン ラモトリギン	リチウム中毒やバルプロ酸の体重増加，カルバマゼピンの複視，ふらつき等には注意を要する
抗不安薬	BZ系（ジアゼパムなど） 非BZ系（タンドスピロン）	傾眠やふらつきの副作用があるものがほとんどで，活動量低下が懸念される．筋弛緩作用があるため，睡眠時無呼吸症候群の合併症例に対する夕方以降の投与は慎重に
睡眠薬	BZ系（ブロチゾラムなど） メラトニン受容体作動薬など	BZ系は筋弛緩作用があるため，睡眠時無呼吸症候群を合併している症例へは慎重投与．逆行性健忘の副作用あり，記憶のない間の夜間摂食行動などに注意が必要

SSRI：選択的セロトニン再取り込み阻害薬，SNRI：セロトニン・ノルアドレナリン再取り込み阻害薬，NaSSA：ノルアドレナリン作動性・特異的セロトニン作動性抗うつ薬，BZ系：ベンゾジアゼピン系

（肥満症診療ガイドライン2016[c]，p.106より改変）

副作用であり[13],体重の増加が生じた際には,精神症状悪化のリスクに配慮のうえ,よりリスクの低い薬剤の選択が望ましい(表2-3).

88002-790 JCOPY

CQ 2-5　肥満に対する治療は？

Summary

肥満症の治療は，栄養指導や運動療法などの非薬物的介入を中心に進められるが，現実的な目標を患者に提供して共有することが望ましい．

解説

　肥満/肥満症に対する指導や治療を開始するにあたり，現実的な目標を当事者に提供して共有することが望ましい（図2-1）．一般的に，内科における肥満症の治療は，栄養指導や運動療法などの非薬物的介入を中心に進められるが，その目的は，体重を標準体重（BMI＝22）まで落とすことではなく，その病態の根本にある内臓脂肪を減少させ，肥満に伴う健康障害を解消あるいは軽減し，将来の発症も予防することである．内臓脂肪には体重減少により早期から減少しやすいという特徴があり，数%の体重減少により内臓脂肪の減少が期待できる[14]．なお，臨床の現場ではCTによる内臓脂肪面積の測定を継続して行うことは容易ではないため，簡便な指標としてウエスト周囲長の測定が行われる．

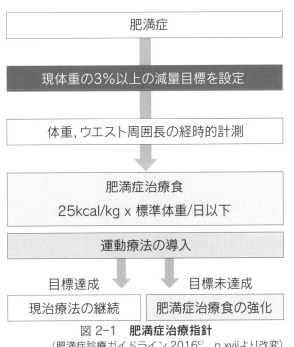

図 2-1　**肥満症治療指針**
（肥満症診療ガイドライン 2016[c]，p.xvii より改変）

表 2-4　総エネルギー摂取量の決定

総エネルギー摂取量（kcal/日）＝目標体重（kg）×エネルギー係数（kcal/kg）

目標体重（kg）の目安

65 歳未満：身長（m）×身長（m）×22

65 歳から 74 歳：身長（m）×身長（m）×22〜25

75 歳以上：身長（m）×身長（m）×22〜25（現体重に基づき，フレイル〔基本的〕ADL 低下，併発症，体組成，身長の短縮，摂食状況や代謝状態の評価を踏まえ，適宜判断する）

エネルギー係数（kcal/kg）の目安

軽い労作（大部分が座位の静的活動）：25〜30

普通の労作（座位中心だが通勤・家事，軽い運動を含む）：30〜35

重い労作（力仕事，活発な運動習慣がある）：35〜

（日本糖尿病学会編・著：糖尿病診療ガイドライン 2019, p.34〜35[a]より引用）

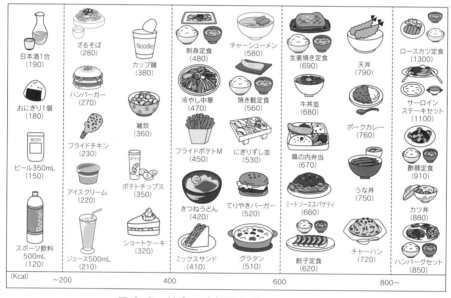

図 2-2　外食・嗜好品などのカロリー表

※400〜600 kcal 食を目安量として，カロリーの高いメニューを食べるときは，量で調節してください．

（ウェートコントロールファイル　東邦大学医療センター佐倉病院版）

　栄養指導の効果については，わが国において行われた統合失調症患者を対象とするランダム化比較試験（RCT）にて，毎月 1 回 30〜40 分程度の栄養士による指導を 12 カ月間にわたって行う効果を検討したところ，介入終了時に平均 3.2 kg の体重減少を得ている[15]．個別の指導にあたっては，3 食を規則正しく摂ることや間食を控えるといった基本に加え，当事者の身体活動量をふまえた摂取エネルギー量の設定や，外食・嗜好品の適量化などのポイントを押さえたい（**表 2-4**[a]，**図 2-2**）．

　なお，運動療法の効果について，体重減少が 3% 未満の場合でも肥満に合併する代謝指標（HDL-C，血中インスリン，血圧）の改善[16,17]や糖尿病の発症予防効果[18]が期待で

88002-790　JCOPY

表 2-5　運動療法開始前のメディカルチェック項目

1	脳心血管疾患の既往またはそれを疑わせる徴候・症状あり：多段階運動負荷試験を推奨する
2	Ⅲ度高血圧（180/100 mmHg 以上）あり：服薬で血圧をコントロールしてから運動を始める
3	糖尿病あり：中強度以上の運動を開始する場合，顕性腎症，自律神経障害の合併があれば多段階運動負荷試験を推奨する．顕性腎症，自律神経障害がなければ，安静時心電図を施行し，ST-T 異常があれば多段階運動負荷試験（エルゴメーター負荷試験，トレッドミル負荷試験など）を考慮する．ただし，多段階運動負荷試験の有用性には限界がある
4	運動部位の筋骨格系に急性炎症あり：改善してから運動を開始する

（肥満症診療ガイドライン 2016[c]，p.51 より改変）

表 2-6　運動療法プログラムの原則

頻度	・ほぼ毎日（週 5 日以上）実施する ・運動の急性効果を期待しなくてもよい場合，運動量が十分であれば，週 5 日未満でまとめて運動してもよい
強度	・安全性のため，当初は低〜中強度の運動から開始する ・運動に慣れてきたら強度を上げることも考慮する
時間	・1 日合計 30〜60 分，週 150〜300 分実施する ・実施可能性に応じて，1 回 10 分未満の中強度以上の運動を積み重ねるのでもよい
種類	・有酸素運動を主体とし，レジスタンス運動，ストレッチング，種々のコンディショニング・エクササイズを併用する．本人が楽しめて習慣化できる種目をみつけるよう促す ・日常の生活活動も増加させる ・座位時間を減少させる
その他	・個人への減量支援では，心肺運動負荷試験による最大酸素摂取量，無酸素性作業閾値の測定は必須ではない

（肥満症診療ガイドライン 2016[c]，p.52 より改変）

きるが，さらに，メディカルチェック（**表 2-5**）を行ったうえで，運動療法プログラムの原則（**表 2-6**）に従って行うことが望ましいとされている．

精神疾患患者における体重増加に対する非薬物的アプローチの効果については，海外報のメタ解析によりその効果が検討されており，介入により平均 3.12 kg の体重減少を得ること，外来において有効であったこと，栄養や運動あるいは認知行動療法などの介入法のいずれも有効であったこと，個人あるいは集団療法のいずれでも有効であったこと[19]，8 週間から 6 カ月の介入期間でも有効であること[20]が示されている．こうした非薬物的アプローチを，わが国における精神科医療の環境で行うことを想定すると，デイケアや作業療法などの場面における，医師，看護師，管理栄養士，理学療法士，作業療法士，臨床心理士やソーシャルワーカーなどを含む多職種チームの専門性を生かした協働を考えたい．さらには，精神保健福祉士や保健師と連携した生活の場における継続的な介入が望ましい．

また，わが国の統合失調症患者における肥満（BMI≧25）の割合が入院では 23.1％であるのに対し，外来で 48.9％と高いことから[7]，長期入院者の退院支援，外来移行を進めるにあたり，環境変化による身体疾患発症の予防に多職種チームが活躍することが期待される．

なお，高度肥満などに対して国内では食欲抑制薬であるマジンドールの使用が認められているが，不安・抑うつ・異常興奮状態の患者，統合失調症等の精神障害のある患者，薬物・アルコール乱用歴のある患者については，症状悪化や依存性，乱用のおそれがあることから，禁忌とされている．

CQ 2-6 肥満の予防は可能か？

Summary

体重増加の予防に対する非薬物的介入の有効性が示されているが，精神科医療機関に留まらず，地域，職域における健診や医療資源の活用も考慮したい．

解説

向精神薬に関連した体重増加の予防に対する非薬物的介入の有効性についてはメタ解析による報告もあり[19]，肥満症の治療だけではなく，予防にも一定の効果が期待される．さまざまな精神科医療資源を効果的に活用して，急性期から慢性期治療，入院から外来治療，デイケア，作業療法や訪問看護など，治療場面の移行に際しても切れ目のないサポート提供の体制が求められる．こうした医療資源の活用により，体重の測定やその記録の自己管理，身体的健康についてのリテラシーを高める情報提供，調理法も含めた適切な食事摂取に関する啓発，身体的活動を促進する場の提供，健康に関する行動変容に資する心理療法的アプローチ，肥満に関連する健康障害が生じた際の受診勧奨など，肥満の一次から三次予防までさまざまな場面で患者をサポートすることが期待される．

また，40〜74歳までを対象としたメタボリックシンドロームに着目した特定健康診査が，医療保険者ごとにその実施が義務付けられており，検診結果を肥満の有無と関連するリスク集積で3つのグループに分け（図2-3）[21]，保健指導の回数や強度を区分した特定保健指導（積極的支援，動機付け支援，情報提供）を行うこととされており（表2-7），介入後の減量が報告されている[22]．地域や職域においてこうした健診を活用することで，肥満の予防が期待される．

ステップ 1 　●ウエスト周囲長と BMI で内臓脂肪蓄積のリスクを判定する

| ・WC　　男性≧85 cm，女性≧90 cm | →（1） |
| ・WC　　男性＜85 cm，女性＜90 cm　かつ　BMI≧25 | →（2） |

WC：ウエスト周囲長

ステップ 2 　●検査結果，質問票より追加リスクをカウントする
　　　　　　●①～③はメタボリックシンドロームの判定項目，
　　　　　　　　④はその他の関連リスクとし，④喫煙歴については
　　　　　　　　①から③のリスクが 1 つ以上の場合にのみカウントする

①血糖：空腹時血糖≧100 mg/dL または HbA1c≧5.6%
　　　　または薬剤治療を受けている場合
②脂質：中性脂肪≧150 mg/dL または HDL−C＜40 mg/dL
　　　　または薬剤治療を受けている場合
③血圧：収縮期血圧≧130 mmHg または拡張期血圧≧85 mmHg
　　　　または薬剤治療を受けている場合
④質問票：喫煙歴あり

ステップ 3 　●ステップ 1，2 から保健指導対象者をグループ分け

（1）の場合
①～④のリスクのうち追加リスクが　　2 以上の対象者は 積極的支援レベル
　　　　　　　　　　　　　　　　　　1 の対象者は 動機づけ支援レベル
　　　　　　　　　　　　　　　　　　0 の対象者は 情報提供レベル
（2）の場合
①～④のリスクのうち追加リスクが　　3 以上の対象者は 積極的支援レベル
　　　　　　　　　　　　　　　　　　1 または 2 の対象者は 動機づけ支援レベル
　　　　　　　　　　　　　　　　　　0 の対象者は 情報提供レベル

図 2-3　保健指導対象者の選定と階層化
（厚生労働省健康局：標準的な健診・保健指導プログラム（平成 30 年度版）[21]より引用）

表 2-7　情報提供・保健指導の実施内容

情報提供 （年 1 回）	特定健診を受けた全員が対象で，健診結果や健診時の質問票から対象者個人に合わせた情報を提供する
動機付け支援 （原則 1 回の支援）	リスクがやや高いと判定された人を対象に，面接等での個別またはグループ支援により生活習慣の変容を促し，3 カ月後以降に改善実施状況を確認・評価する
積極的支援 （3 カ月以上の継続的支援）	リスクが非常に高いと判定された人を対象に，動機付け支援に加えて，ポイント制を導入しながら，中間評価や励ましを取り入れて実践的指導，継続的・定期的な支援を 3 カ月以上行った後に改善実施状況を確認・評価する

（厚生労働省健康局：標準的な健診・保健指導プログラム（平成 30 年度版）[21]より引用作成）

Supplement 1

肥満やメタボリックシンドローム以外に問題となる栄養問題は何か？（低体重に対する対策を含む）

Summary

統合失調症の入院患者では，特に50歳以上において低体重・低栄養の割合が多くなる．

解説

わが国で行われた調査では，統合失調症の入院患者においてBMI 18.5未満の低体重の割合は17.5%であった[2]．一般人口および統合失調症の外来患者では，低体重はそれぞれ8.7%，4.3%であり，入院患者では低体重患者が多かったと報告されている（表2-8）．特に50歳以上の入院患者では加齢に伴って低体重者の割合は増加し，この現象は特に女性において顕著であった（図2-4）．一般人口において，低体重の患者では死亡リス

表2-8 日本人統合失調症患者における低体重の割合
外来患者/入院患者/一般人口

	統合失調症		一般人口
	外来	入院	
軽度低体重（BMI≧17.0〜<18.5 kg/m²）	2.9%	9.7%	―
中等度-重度低体重（BMI<17.0 kg/m²）	1.4%	7.8%	―
低体重全体（BMI<18.5 kg/m²）	4.3%	17.5%	8.7%

(Sugai T, et al：BMJ Open 5（12）：e008720, 2015[2]）を元に作成)

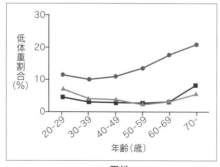

a. 男性

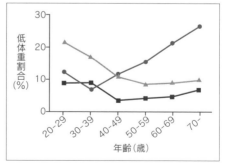

b. 女性

図2-4 年齢・性別でみた低体重の割合 外来患者/入院患者/一般人口の比較
■ 外来患者 ● 入院患者 ▲ 一般人口

(Sugai T, et al：BMJ Open 5（12）：e008720, 2015[2]）を元に作成)

クが増大することが報告されており[23]，対策が必要である.

　日本では，諸外国と比べて極端に長期入院をしている統合失調症患者が多い．こうした特殊な事情が，入院患者において低体重・低栄養の割合が多いことと関係していると考えられる．低体重の原因や有効な対策は不明であるが，咀嚼機能，嚥下機能，消化管機能などの評価をしたうえでの栄養管理，運動療法，骨粗鬆症予防などの総合的対策が必要であろう.

▶ 第 2 章文献 ━━━

1）厚生労働省：平成 28 年国民健康・栄養調査報告
（http://www.mhlw.go.jp/bunya/kenkou/eiyou/dl/h28-houkoku.pdf）（2019 年 1 月 31 日確認）

2）Sugai T, Suzuki Y, Yamazaki M, et al：High prevalence of underweight and undernutrition in Japanese inpatients with schizophrenia：a nationwide survey. BMJ Open 5（12）：e008720, 2015

3）吉池信男，西信雄，松島松翠，他：Body Mass Index に基づく肥満の程度と糖尿病，高血圧，高脂血症の危険因子との関連　多施設共同研究による疫学的検討．肥満研究 6（1）：4-17，2000

4）斎藤康，白井厚治，中村正，他：肥満症診断基準 2011．肥満研究 17（臨増）：1-78，2011

5）Mitchell AJ, Vancampfort D, Sweers K, et al：Prevalence of metabolic syndrome and metabolic abnormalities in schizophrenia and related disorders—a systematic review and meta-analysis. Schizophr Bull 39（2）：306-318, 2013

6）Mitchell AJ, Vancampfort D, De Herdt A, et al：Is the prevalence of metabolic syndrome and metabolic abnormalities increased in early schizophrenia? a comparative meta-analysis of first episode, untreated and treated patients. Schizophr Bull 39（2）：295-305, 2013

7）Sugai T, Suzuki Y, Yamazaki M, et al：High prevalence of obesity, hypertension, hyperlipidemia, and diabetes mellitus in Japanese outpatients with schizophrenia：a nationwide survey. PLoS One 11（11）：e0166429, 2016

8）Mukundan A, Faulkner G, Cohn T, et al：Antipsychotic switching for people with schizophrenia who have neuroleptic-induced weight or metabolic problems. Cochrane Database Syst Rev（12）：CD006629, 2010

9）Sato Y, Yasui-Furukori N, Furukori H, et al：A crossover study on the glucose metabolism between treatment with olanzapine and risperidone in schizophrenic patients. Exp Clin Psychopharmacol 18（5）：445-450, 2010

10）Suzuki Y, Sugai T, Ono S, et al：Changes in the metabolic parameters and QTc interval after switching from olanzapine to aripiprazole in Japanese patients with stable schizophrenia. J Clin Psychopharmacol 31（4）：526-528, 2011

11）Bressington D, Mui J, Tse ML, et al：Cardiometabolic health, prescribed antipsychotics and health-related quality of life in people with schizophrenia-spectrum disorders：a cross-sectional study. BMC Psychiatry 16（1）：411, 2016

12）Velligan DI, Weiden PJ, Sajatovic M, et al：The expert consensus guideline series：adherence problems in patients with serious and persistent mental illness. J Clin Psychiatry 70（Suppl 4）：1-46, 2009

13）Dent R, Blackmore A, Peterson J, et al：Changes in body weight and psychotropic drugs：a systematic synthesis of the literature. PLoS One 7（6）：e36889, 2012

14）Muramoto A, Matsushita M, Kato A, et al：Three percent weight reduction is the minimum requirement to improve health hazards in obese and overweight people in Japan. Obes Res Clin Pract 8（5）：e466-475, 2014

15）Sugawara N, Sagae T, Yasui-Furukori N, et al：Effects of nutritional education on weight change and metabolic abnormalities among patients with schizophrenia in Japan：a randomized controlled trial. J Psychiatr Res 97：77-83, 2018

16）Fagard RH：Physical activity in the prevention and treatment of hypertension in the obese. Med Sci Sports Exerc 31（Suppl 11）：S624-630, 1999

17）American College of Cardiology/American Heart Association Task Force on Practice Guidelines, Obesity Expert Panel, 2013：Guidelines（2013）for the management of overweight and obesity in adults：a report of the American College of Cardiology/American Heart Association Task Force on Practice Guidelines and the Obesity Society published by The Obesity Society and American College of Cardiology/American Heart Association Task Force on Practice Guidelines. Obesity（Silver Spring）22（Suppl 2）：S1-409, 2014

18）Pan XR, Li GW, Hu YH, et al：Effects of diet and exercise in preventing NIDDM in people with impaired glucose tolerance. The Da Qing IGT and Diabetes Study. Diabetes Care 20（4）：537-544, 1997

19）Caemmerer J, Correll CU, Maayan L：Acute and maintenance effects of non-pharmacologic interventions for antipsychotic associated weight gain and metabolic abnormalities：a meta-analytic comparison of randomized controlled trials. Schizophr Res 140（1-3）：159-168, 2012

20）Naslund JA, Whiteman KL, McHugo GJ, et al：Lifestyle interventions for weight loss among overweight and obese adults with serious mental illness：a systematic review and meta-analysis. Gen Hosp Psychiatry 47：83-102, 2017

21）厚生労働省健康局：標準的な健診・保健指導プログラム（平成 30 年度版）（http://www.mhlw.go.jp/file/06-Seisakujouhou-10900000-Kenkoukyoku/00_3.pdf. 2019 年 1 月 31 日確認）

22）Tsushita K, S Hosler A, Miura K, et al：Rationale and descriptive analysis of specific health guidance：the nationwide lifestyle intervention program targeting metabolic syndrome in Japan. J Atheroscler Thromb 25（4）：308-322, 2018

23）Zheng W, McLerran DF, Rolland B, et al：Association between body-mass index and risk of death in more than 1 million Asians. N Engl J Med 364（8）：719-729, 2011

第3章

メタボリック
シンドローム

メタボリックシンドロームとは？
（高血圧，脂質異常，高血糖）

Summary

内臓脂肪型肥満に加えて，血圧，HDL-C やトリグリセライドなどの脂質，血糖値のうち 2 つ以上の数値に異常がみられ，虚血性心疾患，脳卒中，糖尿病の発症リスクが高まっている状態である．

解説

　メタボリックシンドロームは，内臓肥満の過剰な蓄積を発症基盤として動脈硬化性疾患の予防を目指して策定された予防医学的疾患概念で，生活習慣改善の介入対象であり，内臓脂肪量の減少を促すことが望まれる．

　インスリン抵抗性・高血糖，脂質代謝異常（高トリグリセライド血症，低 HDL-C 血症），血圧上昇など，動脈硬化性疾患と 2 型糖尿病発症のリスクファクターが個人に集積しており，糖尿病予防のターゲットとしても重要視されている．高 LDL-C 血症はすでに確立した動脈硬化性疾患に対するリスクファクターであるため，メタボリックシンドロームの診断基準には含まれていない（表 3-1）．身体活動の低下，過食や偏食（食のバランスの乱れ），広義のストレス，生体リズム障害，加齢，遺伝的背景，内分泌異常などもメタボリックシンドロームの発症に関与していると考えられている．

　ウエスト周囲長は内臓脂肪蓄積を推定する指標であり，動脈硬化性疾患を予防するために内臓脂肪量を推定するスクリーニングとして用いられる．メタボリックシンドロームは，非メタボリックシンドロームに比べて 2 型糖尿病発症のリスクが 3〜6 倍に上昇する．また，メタボリックシンドロームにおける心血管疾患発症および心血管疾患死のリスクは，非メタボリックシンドロームに比べて約 1.5〜2 倍である．メタボリックシンド

表 3-1　メタボリックシンドロームの診断基準

必須条件		
ウエスト周囲長（cm）	男性≧85 女性≧90	内臓脂肪面積男女とも≧100 cm^2 に相当
上記に加えて，下記 3 項目のうち 2 項目以上を満たす		
血圧（mmHg）	収縮期血圧≧130 拡張期血圧≧85	} and/or
脂質（mg/dL）	HDL-C＜40 トリグリセライド≧150	} and/or
血糖（mg/dL）	空腹時血糖≧110	

日本内科学会雑誌 94：794-809，2005
（肥満症診療ガイドライン 2016[c]，p.71 より引用改変）

ロームの治療目的は，心血管疾患と2型糖尿病の予防であり，食事療法や運動療法，禁煙を含む生活習慣の改善がその中核を成す．

（糖尿病診療ガイドライン 2019，p.239 より抜粋引用）

注：◆精神科医が知っておくことが望ましい内科的知識に関する項目

CQ 3-2　メタボリックシンドロームになると，何が問題なのか？

Summary

メタボリックシンドロームでは，心血管疾患の発症リスクは約2倍，全死亡率は約1.5倍に増加し，脳卒中発症リスクも上昇する．

解説

　メタボリックシンドロームは，高血糖，脂質代謝異常，血圧高値を有することから，心血管疾患を発症する高リスク群として重要である．延べ951,083人を対象とした87件の縦断研究の系統的レビューでは，メタボリックシンドロームでは対照群と比較して，心血管疾患の発症リスクは約2倍，全死亡率は約1.5倍に増加する．わが国の大規模なコホート研究である端野・壮瞥町研究では，メタボリックシンドロームは非メタボリックシンドロームと比較して心血管疾患の相対リスクが2.2倍に増加することが示されている．久山町研究では，心血管疾患のハザード比は男性1.86倍，女性1.7倍に，冠動脈疾患は男性で1.94倍，女性で2.86倍に増加している．企業労働者約12万人を対象にした労働省作業関連疾患総合対策研究班の調査では，危険因子の保有数に応じて虚血性心疾患の相対リスクが増加し，保有数3以上では約11倍に増加した．NIPPON DATA80でも危険因子保有数の増加に応じて，冠動脈疾患や脳卒中による死亡のハザード比がそれぞれ約8倍，約5倍に増加していた．（肥満症診療ガイドライン 2016，p.74 より抜粋引用）

　一般人口における心血管疾患の発症リスクについて上述してきたが，統合失調症患者では，一般人口に比べて身体疾患の管理が十分行われていないという報告[1]もあり，統合失調症患者がメタボリックシンドロームを合併した場合，より深刻な身体リスクが存在する可能性もある．

統合失調症にはメタボリックシンドローム合併が多いのか？（男女差，外来・入院差を含め）

Summary

統合失調症患者のメタボリックシンドローム有病割合は，一般人口に比べて約2倍高く，わが国で行われた調査では，外来患者，男性で一般人口との差が顕著であった．

解説

わが国の精神科における大規模調査の結果を**表3-2**に示した．日本肥満学会基準を用いた結果では，全年代において，外来患者では入院患者よりメタボリックシンドロームの有病割合が高く，外来患者と一般人口の比較では，70歳以上を除いたすべての年代

表 3-2　わが国の精神科におけるメタボリックシンドロームの有病割合

年齢	外来患者[*1] (%)	入院患者[*2] (%)	P value	一般人口 (%)
20-29	10.6	7.0	NS[*3]	1.3
30-39	18.5	9.1	<0.001	3.0
40-49	25.9	10.4	<0.001	6.7
50-59	26.4	10.6	<0.001	13.6
60-69	22.9	7.6	<0.001	20.8
≧70	20.6	6.3	<0.001	24.8
全体	22.9	8.3	<0.001	15.6

*1　n=7,655,　*2　n=15,461,　*3　NS：有意差なし

(Sugai T, et al：Schizophr Res 171（1-3）：68-73, 2016[2])を改変)

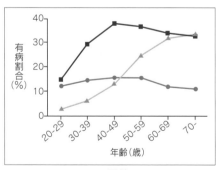

a.　男性

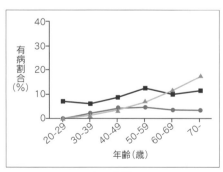

b.　女性

図 3-1　年齢・性別でみたメタボリックシンドロームの割合
精神科外来患者/入院患者/一般人口の比較
■ 外来患者　● 入院患者　▲ 一般人口
(Sugai T, et al：Schizophr Res 171（1-3）：68-73, 2016[2])より作成)

で，外来患者の有病割合が高かった[2]．海外の報告でも，統合失調症患者は一般人口に比べて約2倍有病割合が高いことが報告されている[3]．

海外のメタ解析では，入院患者と外来患者の違いはメタボリックシンドロームの有病割合に影響を与えていなかった[4]．

一般人口においては男性でメタボリックシンドロームの有病割合が高いという性差が存在するが，治療中の統合失調症患者，特に外来患者ではこの性差がより顕著である（図3-1）．外来患者では男性で年齢の影響が大きいが，女性では年齢の影響は少ない．入院患者においては，男女ともに年齢の影響は少ない．

統合失調症に罹患すると，CQ3-4で述べるような抗精神病薬の影響だけでなく，運動不足，不規則で偏った食生活，物質乱用，喫煙などの生活習慣の乱れが生じ，特に外来患者ではこれらの自己管理が不十分となるため，メタボリックシンドロームの発症リスクが増加する[5]．遺伝子研究においても，統合失調症は2型糖尿病の発症リスク因子であることも指摘されている[6]．

Summary

第一世代，第二世代に関係なく，抗精神病薬使用はメタボリックシンドロームの発症リスク
を増大させるが，抗精神病薬の多剤併用が単剤使用に比べて同シンドロームの発症リスクを
増大させるかどうかはわかっていない．

解説

　　抗精神病薬未服薬の統合失調症患者が，第一世代抗精神病薬および第二世代抗精神病
薬による治療を受けた場合，3年後までメタボリックシンドローム有病割合が徐々に増
加することがわかっている[7]（**図3-2**）．この研究結果では，第一世代に比べて第二世代
抗精神病薬のほうが，メタボリックシンドローム発症リスクが高いようにみえるが，各
抗精神病薬それぞれがもつ発症リスクの違いに加え，体重増加の程度には強い個人差が
あり，生活環境，家族歴や遺伝要因が影響するため[8,9]，実臨床ではすべての抗精神病薬
にリスクがあると考え，診療を行うのが望ましい．抗精神病薬がメタボリックシンド
ロームを引き起こす機序としては，**表3-3**のような仮説がある．

　　抗精神病薬多剤併用がメタボリックシンドローム有病割合を増加させるという報告
と，そうではないとする報告があり，結論が出ていない[10]．

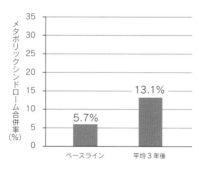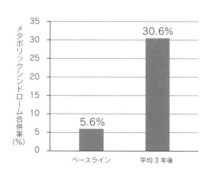

a. 第一世代抗精神病薬群（1984〜95年）
n=122

b. 第二世代抗精神病薬群（2000〜06年）
n=108

図3-2　抗精神病薬治療平均3年後のメタボリックシンドローム合併状況
（De Hert M, et al：Schizophr Res 101（1-3）：295-303, 2008[7]より作成）

表 3-3　抗精神病薬治療による代謝異常のメカニズム

代謝異常	可能性のあるメカニズム
体重増加	・ヒスタミン受容体の遮断 ・セロトニン 5-HT2C 受容体の遮断 ・葉酸代謝異常とホモシステイン高値 ・5-HT2C受容体などにおける遺伝子マーカー ・脳由来神経栄養因子（BDNF）レベル
糖尿病/脂質異常症	・体重増加 ・視床下部での血中グルコース値の調節異常 ・強力な抗コリン作用 ・高プロラクチン血症 ・その他：5-HT2A/5-HT2C 受容体遮断作用，レプチン抵抗性

(Miron IC, et al：Curr Health Sci J 40（1）：12-17, 2014[8])より引用して作成)

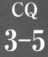

CQ 3-5 メタボリックシンドロームを予防するために、生活上注意したほうが良いことは？

Summary

食事量や運動に注意を払い、ウエスト周囲長を増大させないようにする。増大がみられた場合、作業療法やデイケアなどを利用した運動療法や栄養指導を積極的に行うことが望ましい。わが国では、メタボリックシンドロームに着目した「特定健康診査（特定検診）」が施行されており、こうした検診の積極的利用を考慮する。

解説

わが国では、平成20年度（2008年度）からは、医療保険者が40〜74歳の加入者を対象として、メタボリックシンドロームに着目した「特定健康診査（特定健診）」が施行されている。受診者は内臓脂肪蓄積の程度と危険因子の数に着目したリスクの高さと年齢に応じて階層化され、レベル別の特定保健指導（情報提供・動機付け支援・積極的支援）が行われる。ナショナルデータベースを用いた平成20〜21年度（2008〜2009年度）の比較では、積極的支援参加者は1年で体重が平均2 kg、ウエスト周囲長は男性で2.2 cm、女性で3.1 cm減っており、それに伴って血糖、脂質異常症、血圧の有意な改善を認め、メタボリックシンドロームはほぼ半減している。一方、医療機関でのメタボリックシンドロームの診療では、すでに高血圧、糖尿病、脂質異常症や心血管疾患のいずれかの疾患において、治療を必要とする症状で受診することが多い。内臓脂肪蓄積を基盤にこれらの疾患を発症している場合には、顕在化した疾患のみを個別に治療するだけではなく、ウエスト周囲長の測定・評価と生活習慣への介入による内臓脂肪蓄積の減少により、メタボリックシンドロームの病態進展を防ぐことが望ましい。

（肥満症診療ガイドライン 2016、p.75 より抜粋引用）

（「CQ 2-6. 肥満の予防は可能か？」も参照）

注：◆精神科医が知っておくことが望ましい内科的知識に関する項目

メタボリックシンドロームを予防するために，どのようなモニタリング法があるか？

Summary

メタボリックシンドロームを早期の段階で発見し，介入することが大切であるので，ウエスト周囲長に加え，糖脂質代謝関連検査を定期的に行うことが望ましい．

解説

統合失調症患者のメタボリックシンドロームの予防について，実証されたモニタリング方法はないが，肥満および糖尿病予防のモニタリング法に準じて行う．メタボリックシンドロームのモニタリングでは，ウエスト周囲長の測定が推奨されるが，若年患者では測定を嫌がることも多く，測定の医学的理由を十分に説明し，プライバシーの保てる場所で測定する，異性の患者には特に配慮するなどの工夫が必要である．
（「CQ 2-6. 肥満の予防は可能か？」「CQ 4-5. 糖尿病を予防するために，どのようなモニタリング法があるか？」も参照）

第3章　メタボリックシンドローム

メタボリックシンドロームを合併したら，どのような対応が望ましいか?

Summary

メタボリックシンドロームは早期発見・早期介入が重要であり，ウエスト周囲長や糖脂質代謝関連検査値および血圧をモニターしながら，生活習慣の改善，薬剤の切り替え，食事療法・運動療法などによる介入を行い，減量をすることが望ましい.

解説

　一般に，内科におけるメタボリックシンドロームの治療では食事療法と運動療法により生活習慣を改善し，体重および内臓脂肪を減少させる. さらに，体重，ウエスト周囲長に加えて血圧測定を行いながら，減量の効果を判定する. メタボリックシンドロームの減量治療目標については，これまで日本人のエビデンスが少なく，肥満症治療ガイドライン2006では，当面の減量目標は現体重の5%減とされていた. 最近の特定保健指導対象者で積極的支援を行った3,480人を対象とする研究では，1～3%の体重減少で，トリグリセライド，LDL-C，HDL-C，HbAlc，肝機能について，また3～5%の体重減少で収縮期・拡張期血圧，空腹時血糖，尿酸値の有意な改善が認められていることから，メタボリックシンドロームの減量治療目標を「現在の体重から3～6カ月で3%以上減少」，高度肥満では「現在の体重から3～6カ月で5～10%減少」とし，減量治療による肥満症の健康障害への改善効果を併せて評価することが推奨されている.
（肥満症診療ガイドライン2016, p.75～76より一部抜粋引用）

　高血圧については，減量による降圧がうまくいかない場合，1日6g未満の減塩，野菜・果物摂取，魚摂取，節酒，禁煙など複合的な介入が内科では推奨されている.
（肥満症診療ガイドライン2016, p.83より一部抜粋引用）
（「CQ 2-5. 肥満に対する治療は?」「CQ 4-5. 糖尿病を予防するために，どのようなモニタリング法があるか?」「CQ 4-9. 血糖値が悪化してきた場合の内科受診のタイミングは?」も参照）

　統合失調症患者においても，食事療法と運動療法の併用により，肥満が改善することが報告されている[11].

注：◆精神科医が知っておくことが望ましい内科的知識に関する項目

▶ 第3章文献

1）Laursen TM, Munk-Olsen T, Agerbo E, et al：Somatic hospital contacts, invasive cardiac procedures, and mortality from heart disease inpatients with severe mental disorder. Arch Gen Psychiatry 66（7）：713-720, 2009

2）Sugai T, Suzuki Y, Yamazaki M, et al：Difference in prevalence of metabolic syndrome between Japanese outpatients and inpatients with schizophrenia：a nationwide survey. Schizophr Res 171（1-3）：68-73, 2016

3）Meyer J, Koro CE, L'Italien GJ：The metabolic syndrome and schizophrenia：a review. Int Rev Psychiatry 17（3）：173-180, 2005

4）Meyer J, Loh C, Leckband SG, et al：Prevalence of the metabolic syndrome in veterans with schizophrenia. J Psychiatr Pract 12（1）：5-10, 2006

5）Yogaratnam J, Biswas N, Vadivel R, et al：Metabolic complications of schizophrenia and antipsychotic medications—an updated review. East Asian Arch Psychiatry 23（1）：21-28, 2013

6）Greenwood TA, Light GA, Swerdlow NR, et al：Association analysis of 94 candidate genes and schizophrenia-related endophenotypes. PLoS One 7（1）：e29630, 2012

7）De Hert M, Schreurs V, Sweers K, et al：Typical and atypical antipsychotics differentially affect long-term incidence rates of the metabolic syndrome in first-episode patients with schizophrenia：a retrospective chart review. Schizophr Res 101（1-3）：295-303, 2008

8）Miron IC, Baroanurs VC, Popescu F, et al：Pharmacological mechanisms underlying the association of antipsychotics with metabolic disorders. Curr Health Sci J 40（1）：12-17, 2014

9）De Hert M, Detraux J, van Winkel R, et al：Metabolic and cardiovascular adverse effects associated with antipsychotic drugs. Nat Rev Endocrinol 8（2）：114-126, 2011

10）Aly El-Gabry DM, Abdel Aziz K, Okasha T, et al：Antipsychotic polypharmacy and its relation to metabolic syndrome in patients with schizophrenia：an egyptian study. J Clin Psychopharmacol 38（1）：27-33, 2018

11）Amiaz R, Rubinstein K, Czerniak E, et al：A diet and fitness program similarly affects weight reduction in schizophrenia patients treated with typical or atypical medications. Pharmacopsychiatry 49（3）：112-116, 2016

第
3
章

メタボリックシンドローム

第4章

糖尿病

糖尿病はどんな病気か？

Summary

糖尿病とはインスリンの分泌不足，またはインスリン抵抗性増大によるインスリン作用不足による慢性の高血糖状態を主徴とする代謝症候群である．

解説

　糖尿病とは，糖質をはじめとする種々の代謝を調節する膵臓から分泌されるインスリンというホルモンが不足することや，インスリンが効きにくいインスリン抵抗性の状態のために，慢性的な高血糖をはじめ，蛋白・脂質など他の代謝異常も伴うことが多い病気である．急激かつ高度の高血糖は生命の危険性がある糖尿病ケトアシドーシスや高浸透圧高血糖状態などの急性合併症を引き起こす．数年以上にわたる慢性的な高血糖は神経障害，網膜症，腎症などの細小血管症および全身の動脈硬化症を起こし進展させる．また，うつ病・認知症，感染症，多くのがんのリスクも増やすことが知られている．

　糖尿病には大きく分けて，1型糖尿病と2型糖尿病がある．1型糖尿病は，膵臓のインスリンを合成・分泌する膵ランゲルハンス島β細胞の破壊・消失がインスリン作用不足の主要な原因であり，糖尿病患者の5～10％を占める．2型糖尿病は，インスリン分泌低下やインスリン抵抗性をきたす遺伝的要因に加えて，過食，運動不足，肥満，ストレスなどの生活習慣（環境要因）および加齢が加わり発症し，糖尿病患者の約90％を占める．（糖尿病治療ガイド 2018-2019, p.10 より改変）

注：◆精神科医が知っておくことが望ましい内科的知識に関する項目

CQ 4-2 糖尿病の症状は？

Summary

高度の高血糖による症状としては，口渇，多飲，多尿，体重減少に加えて体力低下，易疲労感，易感染がある．

解説

　おおむね 300 mg/dL 以上の高度の高血糖による症状としては，口渇，多飲，多尿，体重減少に加えて体力低下，易疲労感，易感染がある．糖尿病ケトアシドーシスでは，著しい口渇，多尿，体重減少，倦怠感，意識障害などのほかに，消化器症状（悪心・嘔吐，腹痛）がみられる．呼吸は深くゆっくりしたクスマウル呼吸となり，甘酸っぱいアセトン臭がみられる．高浸透圧高血糖状態では，著しい口渇，倦怠感を訴え，著しい脱水，ショックのほか，神経症状（けいれん，躁症状，振戦など）がみられる．

　しかし，糖尿病があっても血糖がおおむね 300 mg/dL 未満の場合は，症状はほとんどない．数年以上にわたる慢性的な高血糖によりさまざまな合併症が起きてはじめて関連する症状が出現する．したがって，定期的に血糖値をモニターしていないと糖尿病の診断が遅れてしまいやすい．また，診断されても症状がないために放置されて治療が遅れてしまうことも多い．

注：◆精神科医が知っておくことが望ましい内科的知識に関する項目

CQ 4-3 糖尿病の診断は？

Summary

糖尿病は，採血による血糖値とHbA1c測定と症状，臨床所見，家族歴，体重歴で診断する．確定診断のためには内科に紹介することが望ましい．

解説

1. 判定基準

糖尿病治療ガイドによれば，慢性高血糖を確認し，さらに症状，臨床所見，家族歴，体重歴などを参考として総合的に判断する（**図 4-1，2**）．診断にあたっては，以下のいずれかを用いることになっている．

①糖尿病型を 2 回確認する（1 回は必ず血糖で確認する）．

②糖尿病型（血糖に限る）を 1 回確認＋慢性高血糖症状の存在の確認．

③過去に「糖尿病」と診断された証拠がある．

2. 問診・診察

①高血糖による症状（口渇，多飲，多尿，体重減少，易疲労感など）や合併症を疑う症状（視力低下，下肢のしびれなど）の有無と経過．糖尿病の治療歴（治療中断の有無など）．

②肥満，高血圧，脂質異常症の有無．

	血糖測定時間			判定区分
	空腹時		負荷後 2 時間	
血糖値（静脈血漿値）	126 mg/dL 以上	◀または▶	200 mg/dL 以上	糖尿病型
	糖尿病型にも正常型にも属さないもの			境界型
	110 mg/dL 未満	◀および▶	140 mg/dL 未満	正常型＊1

※ 1 正常型であっても 1 時間値が 180 mg/dL 以上の場合は 180 mg/dL 未満のものに比べて糖尿病に悪化する危険が高いので，境界型に準じた取り扱い（経過観察など）が必要である．また，空腹時血糖値が 100～109 mg/dL は正常域ではあるが，「正常高値」とする．この集団は糖尿病への移行や OGTT 時の耐糖能障害の程度からみて多様な集団であるため，OGTT を行うことが勧められる．

※ 2 血糖値は，特に記載のない場合には静脈血漿値を示す．

図 4-1　空腹時血糖値＊2および 75 g OGTT による判定区分と判定基準

日本糖尿病学会糖尿病診断基準に関する調査検討委員会：糖尿病の分類と診断基準に関する委員会報告（国際標準化対応版）．糖尿病 55：492，2012

（糖尿病治療ガイド 2018-2019[b]，p21）

88002-790 JCOPY

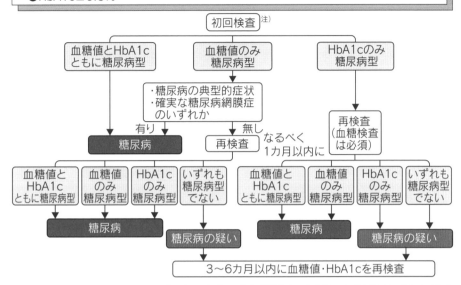

図 4-2　糖尿病の臨床診断のフローチャート

日本糖尿病学会糖尿病診断基準に関する調査検討委員会：糖尿病の分類と診断基準に関する委員会報告（国際標準化対応版）．糖尿病 55：494，2012

（糖尿病治療ガイド 2018-2019[b]，p.23）

③糖尿病の家族歴の有無．

④食生活，身体活動度などの生活習慣．

⑤妊娠糖尿病，巨大児出産の有無．

3. 検査

①早朝空腹時血糖値 126 mg/dL 以上，75 g 経ロブドウ糖負荷試験（oral glucose tolerance test：OGTT）2時間値 200 mg/dL 以上，随時血糖値 200 mg/dL 以上，HbAlc 6.5％以上のいずれかであれば，糖尿病型と判定する．

②血糖値が糖尿病型でかつ HbAlc も糖尿病型であれば，糖尿病と診断できる．

③血糖値が糖尿病型でかつ糖尿病の典型的症状があるか，確実な糖尿病網膜症が確認された場合も，糖尿病と診断する．

④血糖値は糖尿病型であるが，HbAlc が 6.5％未満で上記の症状や確実な網膜症がない場合は，もう一度別の日に検査を行い，血糖値または HbAlc で糖尿病型が再度確認できれば，糖尿病と診断する．

⑤HbAlc だけが糖尿病型である場合は，別の日に血糖値の再検査を行い，血糖値が糖尿病型であることを確認したうえで糖尿病と診断する．

⑥HbAlc6.5%以上が2回みられても，血糖値の基準を満たしていなければ，糖尿病とは診断できない．

⑦糖尿病型の場合は，再検査で糖尿病と診断が確定しない場合でも，生活指導を行いながら経過を観察する．

⑧境界型（空腹時血糖値110〜125 mg/dL または OGTT 2時間値140〜199 mg/dL）は糖尿病予備群であり，運動・食生活指導など定期的な管理が望ましい．

注：◆精神科医が知っておくことが望ましい内科的知識に関する項目

88002-790 JCOPY

CQ 4-4 糖尿病と診断された場合，どんな注意が必要か？（糖尿病の合併症を含め）

Summary

糖尿病は合併症により生命予後や QOL が低下する．したがって糖尿病と診断された場合，急性および慢性合併症の状態を把握する必要があるため，内科医による糖尿病治療の選択肢を提案することが望ましい．

解説

1. 急性合併症

糖尿病急性合併症は高度のインスリン不足により急性代謝失調を起こす．意識障害をきたし，重度の場合は昏睡に至り，死亡することもある．急性合併症として以下のものがある．

①糖尿病ケトアシドーシス

②高浸透圧高血糖状態

③感染症

2. 慢性合併症

長期間持続する高血糖・脂質異常を含む代謝障害と高血圧などの血管障害因子によって起こる全身の血管を中心とした組織の変性・機能障害である．慢性合併症として以下のものがある．

①糖尿病網膜症

②糖尿病腎症

③糖尿病神経障害

④動脈硬化性疾患（冠動脈疾患，脳血管障害，末梢動脈疾患）

⑤糖尿病足病変

⑥骨病変

⑦手の病変

⑧歯周病

⑨認知症

（糖尿病治療ガイド 2018-2019，p.81-95 より改変）

注：◆精神科医が知っておくことが望ましい内科的知識に関する項目

2 高血糖を診たらどうするか?

Summary

高度の高血糖をきたした場合，糖尿病ケトアシドーシスと高浸透圧高血糖状態を疑う．いずれも意識障害をきたし，重度の場合は昏睡に至るため，直ちに内科入院設備のある医療機関への移送を図ることが望ましい．

解説

1. 糖尿病ケトアシドーシス

極度なインスリン欠乏とインスリン拮抗ホルモン（コルチゾールやアドレナリンなど）の増加により高血糖（>300 mg/dL），高ケトン血症，アシドーシスをきたした状態が糖尿病ケトアシドーシスである．直ちに初期治療（十分な補液と電解質の補正）を開始し，同時に内科入院設備のある医療機関への移送を図ることが望ましい．診断には尿中ケトン体を調べることが有用であるとされている．ただし，SGLT2阻害薬服用患者では血糖値がそれほど高くないケトアシドーシス症例も報告されている．

2. 高浸透圧高血糖状態

著しい高血糖（>600 mg/dL）と高度な脱水に基づく高浸透圧血症により，循環不全をきたした状態であるが，著しいアシドーシスは認めない（pH 7.3-7.4）．治療の基本は脱水の補正と電解質の補正であるが，直ちに内科入院設備のある医療機関への移送を図ることが望ましい．

（糖尿病治療ガイド 2018-2019，p.81-82 を一部改変）

注：◆精神科医が知っておくことが望ましい内科的知識に関する項目

88002-790 JCOPY

CQ 4-5 糖尿病を予防するために，どのようなモニタリング法があるか？（治療開始時，頻度などを含む）

Summary

糖尿病を予防するためのモニタリングの項目や頻度は，さまざまなガイドラインで必ずしも一定していないが，リスクに応じたモニタリングが望ましい．高血糖症状の有無，体重変化，血糖値，HbA1c などの項目が比較的重要である．

解説

1．一般的注意

統合失調症患者または抗精神病薬服用者における糖尿病予防のためのモニタリングに関して，国内外で多くのガイドラインが出されており[1~6]，その主なものを表4-1，4-2と図4-3にまとめた[7,8]．モニタリングの項目や頻度は必ずしも一定しないうえに，耐糖能は日本人と欧米人との間に差があることから，本ガイドでは，国内外の主なガイドラインを参考に作成され，かつ日本人患者の特性やわが国の医療環境が考慮に入れられている．村崎ら[7]の「第二世代抗精神病薬を投与する際の血糖モニタリングガイダンスの提案」（図4-3）を主に参考にしている．

新たな抗精神病薬を処方する際に糖代謝異常の有無を知ることは重要なので，抗精神病薬の開始時または切り替え時には，血糖値を測定することが推奨される（CQ5-2参照）．血糖値は可能な限り空腹時に測定することが望ましいが，外来患者では空腹時血糖を測定できないこともある．このような場合は，随時血糖を測定するが，その場合はできるだけ HbA1c 値も測定することが望ましい．HbA1c 値は過去1，2カ月間の血糖値の平均を反映する指標で，測定直前の食事の影響を受けないことから有用である．

同時に，危険因子の有無を把握する目的で，糖尿病の家族歴および高血糖・肥満の有無を確認すると参考になる．肥満は糖尿病の重要な危険因子であることから（CQ4-6，1肥満参照），体重を定期的に測定し，体重が増加傾向にある患者には早期から食事および運動の指導をすることが望ましい（CQ4-6 4食事，CQ4-6 5運動，supplement 3参照）．体重管理のうえでは，増加した体重を元に戻すよりも増加を事前に防止するほうが効果的である．

さらに，糖尿病性ケトアシドーシス（Supplement 2参照）の発現は患者の生命にかかわることから，意識障害，口渇，多飲，体重減少，全身倦怠感などの症状および徴候には十分注意したい．ただし，一般的に糖尿病性ケトアシドーシスの発現を予測することは困難で，この点については内科医や糖尿病専門医のコンサルトを受けることが望ましい．同様に，大量のソフトドリンク（清涼飲料水およびジュース）を毎日飲み続けると，糖尿病性ケトーシスまたはケトアシドーシスに至る可能性があるため[9]，ソフトドリン

表 4-1　**各ガイドラインにおいて治療開始時に推奨されるモニタリング**

	ADA-APA[1]	Canada[2]	Belgium[3]	UK[4]	Australia[5]	Mount Sinai[6]	村崎ら[7]
対象	SGA（第二世代抗精神病薬）服用中の患者	統合失調症患者	SGA服用中の統合失調症患者	抗精神病薬服用中の統合失調症患者	抗精神病薬服用中の患者	抗精神病薬服用中の統合失調症患者	SGA服用中の統合失調症患者
空腹時血糖（FPG）	○	○	○	○	○	○	○
随時血糖（RPG）				○	○		○
HbA1c		不要		FPGまたRPGに加えて		FPGが測定できない場合	○
糖負荷試験（OGTT）		FPG異常の場合	○				
脂質	○	○	○		○	○	○
体重	○	○	○		○	○	○
腹囲	○	○	○		○	○	
身長	○	○	○				
腰囲					○		
血圧	○	○	○		○	○	
家族歴	○	○	○		○	○	○
既往歴	○	○	○		○	○	○
人種			○		○	○	
喫煙		○	○				
食事行動		○	○		○		
糖尿病症状	○	○	○	○		○	○

○：モニタリングを推奨, FPG：fasting plasma glucose, OGTT：oral glucose tolerance test, RPG：random plasma glucose, SGA：second-generation antipsychotic

（文献 1〜7 を元に作成）

クの摂取量には注意し，日常的な問診で確認することが望ましい．また，簡易血糖測定器（自己検査用グルコース測定器，糖尿病治療ガイド 2018-2019，p.112-113 参照）は微量の血液で迅速に血糖値を知ることができるため，利用できれば理想的である．

2. 治療開始時のモニタリング

薬剤の投与開始時または切り替え時には，糖尿病の既往と家族歴を確認し，糖尿病を示唆する臨床症状（口渇，多飲，ソフトドリンク摂取，多尿，頻尿）を問診し，体重，血糖値（空腹時または随時），HbA1c 値（可能な限り），血清脂質値（可能な限り空腹値）を測定し，図 4-3 の基準値に基づいて患者の糖尿病リスクを判断することが望ましい．血糖値および HbA1c 値のベースライン検査は，原則として患者が新たな薬剤の服用を開始する前に実施することが推奨されるが，急性期の患者では服薬開始前の採血が困難なこともあり，このような場合は，採血可能になったらできるだけ速やかに検査を実施することが望ましい．

88002-790 JCOPY

表4-2　各ガイドラインにおいて治療経過中に推奨されるモニタリング

	ADA-APA[1]	Canada[2]	Belgium[3]	UK[4]	Australia[5]	Mount Sinai[6]
空腹時血糖（FPG）	3M後，以後1Y毎	○	6W後，12W後，以後3M毎	RPGとHbA1cを4M後，以後1Y毎	RPGを6M毎	HbA1cを1Y毎
糖尿病症状		○				○
体重	3M後まで1M毎，以後3M毎	定期的に，12～16W後まではより頻回に			受診時または3M毎	6M後まで受診毎，以後3M毎
脂質	3M後，5Y後	○			6M毎	2Y毎
血圧	3M後，以後1Y毎	○	3M毎		6M毎	
血糖上昇時	内科医に相談，SGA変更	統合失調症をもたない患者と同様	1M毎測定，OGTT，SGA変更，metformin考慮	家族医または専門医に相談，SGA変更	糖尿病診断検査実施	内科医に相談
体重/BMI増加時	内科医に相談，SGA変更	統合失調症をもたない患者と同様，食事と運動計画	FPGを1M毎，食事変更，SGA変更		測定頻回に	4M後までFPGとHbA1cを1M毎，以後1Y毎，体重調節，薬剤変更
脂質悪化時	SGA変更，測定頻回に	統合失調症をもたない患者と同様	食事変更，失敗したらSGA変更		測定頻回に	内科医相談
家族歴あり	測定頻回に	統合失調症をもたない患者と同様	FPGを1M毎		測定頻回に	4M後にFPG，HbA1c，その後1Y毎
既往歴あり	測定頻回に	統合失調症をもたない患者と同様	○		測定頻回に	

M：月，W：週，Y：年，○：モニタリングを推奨，BMI：body mass index，FPG：fasting plasma glucose，OGTT：oral glucose tolerance test，RPG：random plasma glucose，SGA：second-generation antipsychotic

（文献1～6を元に作成）

3. 治療経過中のモニタリング

　モニタリングの頻度は糖尿病のリスクに応じて設定することが望ましく，海外ガイドラインの多くもリスクに応じたモニタリング方法を推奨している（表4-2）．リスクの低い患者に必要以上の検査をすることも避けられるため，本ガイドでも，村崎ら[7]の血糖モニタリングガイダンスで示されている糖尿病のリスク判断の基準値を示し，「正常型」「境界型」「糖尿病を強く疑う型」の3段階に分けて，モニタリング頻度を大まかに示している（図4-3）．しかし，この基準値の設定とモニタリング頻度は国内外で必ずしもコンセンサスを得られたものではない．

　抗精神病薬による体重増加は投与開始後12～16週までに発現しやすいことから[2]，その期間は通常よりも頻回に体重測定することを推奨しているガイドラインが多い（表4-2）．

基準値	正常型	境界型	糖尿病を強く疑う型
空腹時血糖値	110 mg/dL 未満	110〜125 mg/dL	126 mg/dL 以上
随時血糖値	140 mg/dL 未満	140〜179 mg/dL	180 mg/dL 以上
HbA1c	6.0%未満	6.0〜6.4%	6.5%以上
	↓	↓	↓
	メソッド①	メソッド②	メソッド③

*採血は投与開始前に実施するのが原則であるが，急性期の患者で採血が困難な場合には，服薬後遅くとも1週間以内に検査を実施し，結果を入手すること

OLZ：オランザピン
QTP：クエチアピン

メソッド①
最初の半年間は3カ月ごと，それ以降は6カ月ごとに検査を実施する
空腹時血糖値が100〜110 mg/dL 未満の場合は正常高値と判断し，投与1カ月後にも血糖検査を実施する
服薬継続中に「境界型」，「糖尿病を強く疑う型」と判断された場合は，各々メソッド②，メソッド③に移行する

メソッド②
投与開始1，3カ月後，以降は3カ月ごとに検査を実施する
服薬継続にあたっては，定期的に内科医にコンサルトする
服薬継続中に糖尿病と診断された場合は，OLZ，QTPは投与禁忌であり，他剤に変更する．他剤投与の場合はメソッド③に移行する
本人，家族への注意喚起，食事指導，運動療法を行う

メソッド③
1カ月ごとに検査を実施するリスク＆ベネフィットを総合的に判断し，他剤への変更を検討する
速やかに内科医にコンサルトする
糖尿病と診断された場合は，OLZ，QTPは投与禁忌であり，他剤に変更する．
他剤の場合はメソッド③に従い検査を継続し，慎重に投与を継続する
糖尿病がコントロール不良の場合は，内科医が診察する
本人，家族への注意喚起，食事指導，運動療法を行う

図 4-3　第二世代抗精神病薬投与時の血糖モニタリングガイダンス
(村崎光邦, 他：臨床精神薬理 11 (6)：1142-1145, 2008[7]) より抜粋して作図)

BMI が25以上となった場合は肥満と判定し，体重の変化に注意するとともに，食事指導および運動療法の開始を考慮する(CQ4-6 4 食事, CQ4-6 5 運動, supplement 3 参照)．糖尿病のリスクが「境界型」に該当する場合は，当事者や家族に注意を喚起し，食事指導や運動療法を行うことが望ましい．「糖尿病を疑う型」に該当するリスクの場合，処方する薬剤の種類は，リスクとベネフィットを総合的に判断したうえで決定する．オランザピンおよびクエチアピンを処方している場合は，糖尿病を合併した段階で他剤に変更しなければならない（CQ4-8 参照）．

　わが国で行われた抗精神病薬服用中の統合失調症ならびに双極性障害患者を対象とした多施設共同コホート研究で，高血圧の合併と治療開始時の高トリグリセライド血症（150 mg/dL 以上）は，1年後の血糖値悪化の予測因子となることが示されている[10]．また，村崎らのモニタリング方法を遵守することによって，1年間に「境界型」から「糖尿病を強く疑う型」へ移行する割合が低下することが示されている[10,11]．1年間抗精神病薬が単剤で使用された症例による解析では，1年後の血糖値悪化の割合に抗精神病薬間で有意差は認められなかった[10]．実臨床においては，肥満や糖尿病家族歴を有するなど糖尿病発症リスクが高い臨床背景をもつ統合失調症患者に高血糖誘発リスクの低い抗精神病薬が処方されやすい処方バイアスが存在するため，抗精神病薬自体の高血糖リスクの高低にかかわらず，等しく適切なモニタリングをすることが望ましい．

88002-790　JCOPY

CQ 4-6 糖尿病を予防するために，生活上注意したほうが良いことは？（喫煙，アルコール，食事，運動を含む）

Summary

糖尿病を予防するために，適切な食事と運動に留意し，大量飲酒や喫煙を控え，肥満を予防することが生活上大切である．

解説

糖尿病を予防するために生活上注意することとして，糖尿病診療ガイドラインでは，以下の項目が挙げられており，精神科医療における糖尿病予防のための生活上のアドバイスでも参考になる．

1. 肥満

肥満度と2型糖尿病の発症との間には強固な関係が存在し，アジア人では欧米人と比べ発症に対するBMIのカットオフ値が低い．BMI以外の指標では，内臓脂肪型肥満と関連する腹囲径，ウエストヒップ比・腹囲身長比の増加，メタボリックシンドロームや脂肪肝の存在も発症の危険因子である．内臓脂肪型肥満に起因する明らかな代謝異常を合併していなくても，肥満者では非肥満者よりも発症リスクが有意に高い．

2. アルコールや嗜好飲料

アルコール摂取量と2型糖尿病の発症リスクとの間のU字型の関係はアジア人では認められず，2型糖尿病予防のための飲酒は推奨されない．わが国では，痩せ型男性（BMI 22以下）の中等量以上の飲酒習慣や1回あたりの量が多い飲酒習慣は，発症リスクをむしろ上昇させると報告されている．飲料への添加は砂糖のみならず人工甘味飲料も，2型糖尿病の発症リスクを増加させる．コーヒーやお茶の摂取は2型糖尿病の予防因子である．

3. 喫煙

受動喫煙を含めた喫煙は2型糖尿病の独立した危険因子である．禁煙は体重増加を伴いやすいため2型糖尿病の発症リスクを一時的に増加させるが，長期的にはリスクを低下させる．

4. 食事

総エネルギー摂取量の適正化を主とした食事の是正は2型糖尿病の発症予防に重要である．食物繊維や食事性マグネシウムの摂取は2型糖尿病の発症リスクを低下させる．

5. 運動

身体活動量と2型糖尿病発症リスクとの間には負の量反応関係がみられ，運動のし過ぎによるリスク増加もない．有酸素運動のみならず筋力トレーニングも2型糖尿病の発症リスク低下と関連し，両者を組み合わせた運動は発症リスクを大幅に低下させる．テレビ視聴や座業の時間が長いことは2型糖尿病の発症リスク増加と関連する．

6. 睡眠

　睡眠時間は，2型糖尿病の発症リスクと関連し，短時間睡眠と長時間睡眠は共にリスクを増加させる．睡眠の質の低下や昼寝のし過ぎは，2型糖尿病の発症リスク増加と関連する．

（糖尿病診療ガイドライン2019，p.347-351より引用）

注：◆精神科医が知っておくことが望ましい内科的知識に関する項目

Supplement
3

糖尿病予防のための具体的な生活習慣の改善方法とは？

Summary

適正に食習慣を是正し，適量の運動習慣を身につけることが推奨されている．

　糖尿病予防のための具体的な生活習慣の改善方法として，糖尿病治療ガイドでは，以下のことが推奨されている．

1. 食習慣の是正

①腹八分目とする．

②食品の種類はできるだけ多くする．

③脂質は控え目に．

④食物繊維を多く含む食品（野菜，海藻，きのこなど）を摂る．

⑤朝食，昼食，夕食を規則正しく．

⑥ゆっくりよくかんで食べる．

⑦単純糖質を多く含む食品の間食を避ける．

2. 運動習慣の確立

①中等度の強度（運動時の心拍数が50歳未満では100〜120拍/分，50歳以降では100拍/分以内）の有酸素運動（歩行，ジョギング，水泳，水中歩行など）を行う．

②できれば毎日，少なくとも週に3〜5回，強度が中等度の有酸素運動を20〜60分間行い，計150分以上/週行う．

③歩行運動では，15〜30分/回を1日2回，1日の運動量として歩行は約1万歩が適当である．

④週に2〜3回のレジスタンス運動（腹筋，ダンベル，腕立て伏せ，スクワットなど）を同時に行うことが勧められる．

（糖尿病治療ガイド2018-2019，p.44-51より一部抜粋引用）

注：◆精神科医が知っておくことが望ましい内科的知識に関する項目

統合失調症には糖尿病合併が多いのか？
（リスク要因を含め）

Summary

統合失調症患者では，一般人口に比べて約2倍の糖尿病合併がある．

解説

統合失調症患者の糖尿病合併リスクは一般人口の約2倍であり[12]，初発未治療患者においても空腹時血糖値や糖負荷試験後の血糖値異常の存在が示されていることから[13]，その原因は必ずしも抗精神病薬だけではなく，統合失調症と糖尿病に共通の病因（病態）がある可能性も示唆されている[14]．したがって，統合失調症に糖尿病の合併が多いことには，統合失調症自体の病態，抗精神病薬の副作用（食欲亢進や寡動など），偏食や運動不足などのライフスタイル，不十分なモニタリングや身体的ケアの不足など多くの要因が関係している．

第4章

糖尿病

糖尿病合併と抗精神病薬服用には関係があるか？（多剤併用によるリスクを含め）

Summary

抗精神病薬には高血糖や糖尿病を発現させるリスクがあり，薬剤ごとにそのリスクの程度は異なる．

解説

　　第二世代抗精神病薬をはじめとする抗精神病薬には食欲を亢進させ，体重増加や高血糖，糖尿病を発現させるリスクが高いものが存在する．わが国で上市されている10種類の第二世代抗精神病薬による高血糖ならびに糖尿病発現に関する，わが国の添付文書[15]，米国のFDA添付文書[16]，英国モーズレイガイドライン[17]における主な記述を比較して**表4-3**に示した．また，米国のコンセンサスガイドライン[1]では，体重増加や糖脂質代謝障害のリスクはクロザピン，オランザピンでもっとも高く，リスペリドン，クエチアピンでは中程度，アリピプラゾール，ジプラシドン（日本では現在治験中）では低いと評価されている．さらには，抗精神病薬の剤数が増えるほど，糖尿病の発症リスクが高まるとの報告[18]もあるが，一定の結論は出ていない．また，抗精神病薬に限らず，抗うつ薬や気分安定薬の併用によっても糖尿病の発症リスクが高まる可能性がある[19,20]．

88002-790 JCOPY

表 4-3　第二世代抗精神病薬による高血糖・糖尿病発現に関する添付文書またはガイドラインにおける記述の比較

	日本の添付文書	米国の FDA[*1] 添付文書	英国モーズレイガイドライン
リスペリドン	(重要な基本的注意) 高血糖や糖尿病の悪化が現れ，糖尿病性ケトアシドーシス，糖尿病性昏睡に至ることがある	リスペリドンを含む第二世代抗精神病薬 (SGA)[*2] による治療を受けている患者において，高血糖や糖尿病，場合によっては生命にかかわるような，ケトアシドーシスや高浸透圧性昏睡，死亡が報告されている	耐糖能異常，糖尿病，ケトアシドーシスとの関連が報告されている．クロザピンやオランザピンと比べると，このような副作用の報告数はかなり少ない．第一世代抗精神病薬 (FGA)[*3] と比較して糖尿病との関連性が高いわけではないが，40 歳以下では糖尿病リスクが上昇する可能性がある
	投与中は口渇，多飲，多尿，頻尿等の症状の発現に注意するとともに，特に糖尿病またはその既往歴あるいはその危険因子を有する患者については，血糖値の測定等の観察を十分に行うこと	糖尿病との診断が確立している患者で開始する場合は，血糖コントロールが不良でないか定期的にモニタリングすべきである．糖尿病リスクのある患者 (例：肥満，糖尿病の家族歴) は，空腹時血糖を治療開始時，治療中に定期的に測定すべきである．服用患者は誰でも高血糖症状のモニタリングを行い，治療中に高血糖症状が現れた場合，空腹時血糖検査を実施すべきである	
	(慎重投与) 糖尿病またはその既往歴のある患者，あるいは糖尿病の家族歴，高血糖，肥満等の糖尿病の危険因子を有する患者		
オランザピン	(警告) 著しい血糖値の上昇から，糖尿病性ケトアシドーシス，糖尿病性昏睡等の重大な副作用が発現し，死亡に至る場合がある	オランザピンを含む SGA による治療を受けている患者において，場合によっては生命にかかわるような，ケトアシドーシスや高浸透圧性昏睡，死亡が報告されている	耐糖能異常，糖尿病，糖尿病性ケトアシドーシスとの関連が強いといわれている．インスリン抵抗性を直接誘発すると考えられている．糖尿病リスクは FGA より高く，特に若年患者で高い．糖尿病発症までの時間的経過は明らかではないが，耐糖能異常は肥満や糖尿病の家族歴がない場合も起こると考えられる．オランザピンは，おそらくリスペリドンよりも糖尿病リスクは高いと思われる
	投与中は血糖値の測定や口渇，多飲，多尿，頻尿等の観察を十分に行うこと．特に，高血糖，肥満等の糖尿病の危険因子を有する患者では，血糖値が上昇し，代謝状態を急激に悪化させるおそれがある	服用患者は血糖コントロールが悪化していないか定期的にモニタリングすべきである．オランザピンでの治療を開始する場合には空腹時血糖を測定し，治療中も定期的に実施する．高血糖症状をモニターし，治療開始時および治療中に定期的に空腹時血糖を測定するべきである	
	(禁忌) 糖尿病の患者，糖尿病の既往歴のある患者 (慎重投与) 糖尿病の家族歴，高血糖あるいは肥満等の糖尿病の危険因子を有する患者	糖尿病の診断が確立している場合，もしくは血糖値が境界レベルまで上昇している場合 (空腹時 100-126 mg/dL，非空腹時 140-200 mg/dL) には，オランザピン処方のリスクベネフィットを考慮すべきである	
クエチアピン	(警告) 著しい血糖値の上昇から，糖尿病性ケトアシドーシス，糖尿病性昏睡等の重大な副作用が発現し，死亡に至る場合がある	クエチアピンを含む SGA による治療を受けている患者において，高血糖，場合によっては生命にかかわるような，ケトアシドーシスや高浸透圧性昏睡，死亡が報告されている	糖尿病の新規発症とケトアシドーシスに関連するといわれている．しかし，オランザピンやクロザピンと比較すると報告数はきわめて少ない．FGA との比較では，クエチアピンのほうが糖尿病との関連が強いと考えられる．2 つの研究では，糖尿病の発生率はクエチアピンとオランザピンで同等であるとされている．クエチアピンに伴うリスクは用量依存性と考えられ，400 mg/日以上の用量で明らかな HbA1c の変化が認められる

*1　FDA：Food and Drug Administration：米国食品医薬品局
*2　SGA：second-generation antipsychotics：第二世代抗精神病薬
*3　FGA：first-generation antipsychotics：第一世代抗精神病薬

第4章 糖尿病

表 4-3 第二世代抗精神病薬による高血糖・糖尿病発現に関する添付文書またはガイドラインにおける記述の比較（つづき）

	日本の添付文書	米国の FDA 添付文書	英国モーズレイガイドライン
クエチアピン（つづき）	投与中は血糖値の測定や口渇，多飲，多尿，頻尿等の観察を十分に行うこと．特に，高血糖，肥満等の糖尿病の危険因子を有する患者では，血糖値が上昇し，代謝状態を急激に悪化させるおそれがある	糖尿病との診断が確立した患者は，血糖コントロールが不良でないか定期的にモニタリングすべきである．糖尿病リスクのある患者（例：肥満，糖尿病の家族歴）は，空腹時血糖を治療開始時，治療中は定期的に測定すべきである．服用患者はすべて，多渇症，多尿症，多食症，衰弱などを含んだ高血糖症状のモニタリングを行い，治療中に高血糖症状が現れた場合には空腹時血糖検査を行う	
	（禁忌）糖尿病の患者，糖尿病の既往歴のある患者 （慎重投与）糖尿病の家族歴，高血糖あるいは肥満等の糖尿病の危険因子を有する患者		
ペロスピロン	（重要な基本的注意）高血糖や糖尿病の悪化が現れ，糖尿病性ケトアシドーシス，糖尿病性昏睡に至ることがある 投与中は口渇，多飲，多尿，頻尿等の症状の発現に注意するとともに，特に糖尿病またはその既往歴あるいはその危険因子を有する患者については，血糖値の測定等の観察を十分に行うこと		
	（慎重投与）糖尿病またはその既往歴のある患者，あるいは糖尿病の家族歴，高血糖，肥満等の糖尿病の危険因子を有する患者		
アリピプラゾール	（警告）糖尿病性ケトアシドーシス，糖尿病性昏睡等の死亡に至ることもある重大な副作用が発現するおそれがある	SGA で治療された患者の高血糖が報告されており，場合によってはケトアシドーシスまたは高浸透圧性昏睡または死亡を伴う．アリピプラゾールによる治療を受けている患者においても高血糖が報告されている	血糖恒常性に影響しないことを示唆している．しかし，アリピプラゾールによるケトアシドーシスの報告もある．大規模な症例対照研究では，糖尿病のリスクを増加させないことが確認されている．糖尿病の既往または傾向がある場合には，糖尿病を起こしやすい他の抗精神病薬の代替薬として推奨してもよいかもしれない
	投与中は口渇，多飲，多尿，頻尿，多食，脱力感等の高血糖の徴候・症状に注意するとともに，糖尿病またはその既往歴もしくはその危険因子を有する患者については，血糖値の測定等の観察を十分に行うこと	糖尿病との診断が確立した患者は，血糖コントロールが不良でないか定期的にモニタリングすべきである．糖尿病リスクのある患者（例：肥満，糖尿病の家族歴）は，空腹時血糖を治療開始時，治療中は定期的に測定すべきである．服用患者はすべて，多渇症，多尿症，多食症，衰弱などを含んだ高血糖症状のモニタリングを行い，高血糖症状が現れた場合には空腹時血糖検査を行う	
	（慎重投与）糖尿病またはその既往歴を有する患者，もしくは糖尿病の家族歴，高血糖，肥満等の糖尿病の危険因子を有する患者		
ブロナンセリン	（重要な基本的注意）血糖上昇が認められており，また，類薬において高血糖や糖尿病の悪化が現れ，糖尿病性ケトアシドーシス，糖尿病性昏睡に至ることがある		

88002-790 JCOPY

表 4-3　第二世代抗精神病薬による高血糖・糖尿病発現に関する添付文書またはガイドラインにおける記述の比較（つづき）

	日本の添付文書	米国 FDA の添付文書	英国モーズレイガイドライン
ブロナンセリン（つづき）	投与中は口渇，多飲，多尿，頻尿等の症状の発現に注意するとともに，特に糖尿病またはその既往歴あるいはその危険因子を有する患者については，血糖値の測定等の観察を十分に行うこと		
	（慎重投与）糖尿病またはその既往歴のある患者，あるいは糖尿病の家族歴，高血糖，肥満等の糖尿病の危険因子を有する患者		
パリペリドン	（重要な基本的注意）高血糖や糖尿病の悪化が現れ，糖尿病性ケトアシドーシス，糖尿病性昏睡に至ることがある	SGA による治療を受けている患者において，高血糖や糖尿病，場合によっては生命にかかわるような，ケトアシドーシスや高浸透圧性昏睡，死亡が報告されている	
	投与中は口渇，多飲，多尿，頻尿等の症状の発現に注意するとともに，特に糖尿病またはその既往歴あるいはその危険因子を有する患者については，血糖値の測定等の観察を十分に行うこと	糖尿病との診断が確立している患者で開始する場合は，血糖コントロールが不良でないか定期的にモニタリングすべきである．糖尿病リスクのある患者（例：肥満，糖尿病の家族歴）は，空腹時血糖を治療開始時，治療中に定期的に測定すべきである．服用患者はすべて，高血糖症状のモニタリングを行い，高血糖症状が現れた場合，空腹時血糖検査を実施すべきである	
	（慎重投与）糖尿病またはその既往歴のある患者，あるいは糖尿病の家族歴，高血糖，肥満等の糖尿病の危険因子を有する患者		
クロザピン	（警告）糖尿病性ケトアシドーシス，糖尿病性昏睡等の死亡に至ることのある重大な副作用が発現するおそれがある	クロザピンを含む SGA による治療を受けている患者において，高血糖，場合によっては生命にかかわるような，ケトアシドーシスや高浸透圧性昏睡，死亡が報告されている	高血糖，耐糖能異常，糖尿病性ケトアシドーシスと強く関連している．糖尿病リスクは，特に若年患者では他の SGA や従来型薬剤よりも高くなるようであるが，データは一貫していない．治療開始後 5 年以内に 1/3 もの患者が糖尿病になる可能性がある．発症は治療開始から 6 カ月以内のことが多いが，1 カ月以内，もしくは何年も経過してからの場合もある．ケトアシドーシスによる死亡例も報告されている．クロザピン関連の糖尿病は肥満や糖尿病の家族歴とは必ずしも関連しないが，これらの因子があった場合にはクロザピンによる糖尿病発症リスクは大きく上昇する
	投与中は CPMS*4 に準拠して定期的に血糖値等の測定を行うこと．また，臨床症状の観察を十分に行い，高血糖の徴候・症状に注意するとともに，糖尿病治療に関する十分な知識と経験を有する医師と連携して適切な対応を行うこと．特に，糖尿病またはその既往歴もしくはその危険因子を有する患者には，治療上の有益性が危険性を上回ると判断される場合にのみ投与すること （慎重投与）糖尿病の家族歴，高血糖，肥満等の糖尿病の危険因子を有する患者	糖尿病との診断が確立している患者で開始する場合は，血糖コントロールが不良でないか定期的にモニタリングすべきである．糖尿病リスクのある患者（例：肥満，糖尿病の家族歴）は，空腹時血糖を治療開始時，治療中に定期的に測定すべきである．服用患者は誰でも，高血糖症状のモニタリングを行い，高血糖症状が現れた場合，空腹時血糖検査を実施すべきである	クロザピンを服用している患者では糖尿病の有病率が高いことを考えると，糖尿病の検査は必須である

＊4　CPMS：クロザリル患者モニタリングサービス

表 4-3　第二世代抗精神病薬による高血糖・糖尿病発現に関する添付文書またはガイドラインにおける記述の比較（つづき）

	日本の添付文書	米国 FDA の添付文書	英国モーズレイガイドライン
アセナピン	(重要な基本的注意) 高血糖や糖尿病の悪化が現れ，糖尿病性ケトアシドーシス，糖尿病性昏睡に至ることがある 投与中は口渇，多飲，多尿，頻尿等の症状の発現に注意するとともに，特に糖尿病またはその既往歴あるいはその危険因子を有する患者では，血糖値の測定等の観察を十分に行うこと (慎重投与) 糖尿病またはその既往歴のある患者，あるいは糖尿病の家族歴，高血糖，肥満等の糖尿病の危険因子を有する患者	SGA による治療を受けている患者において，高血糖，場合によっては生命にかかわるような，ケトアシドーシスや高浸透圧性昏睡，死亡が報告されている 開始前もしくは開始後まもなくのうちに空腹時血糖値を測定し，長期的治療中は定期的にモニタリングする	データは限られているが，血糖恒常性にほとんど影響を与えない
ブレクスピプラゾール	(重要な基本的注意) 高血糖や糖尿病の悪化が現れ，糖尿病性ケトアシドーシス，糖尿病性昏睡に至ることがある 投与中は口渇，多飲，多尿，頻尿等の症状に注意するとともに，特に糖尿病またはその既往歴あるいはその危険因子を有する患者では，血糖値の測定等の観察を十分に行うこと (慎重投与) 糖尿病またはその既往歴のある患者，あるいは糖尿病の家族歴，高血糖，肥満等の糖尿病の危険因子を有する患者	SGA による治療を受けている患者において，高血糖，場合によっては生命にかかわるような，ケトアシドーシスや高浸透圧性昏睡，死亡が報告されている．ブレクスピプラゾールでの治療を受けている患者の高血糖の報告がある 糖尿病との診断が確立している患者で開始する場合は，血糖コントロールが不良でないか定期的にモニタリングすべきである．糖尿病リスクのある患者（例：肥満，糖尿病の家族歴）は，空腹時血糖を治療開始時，治療中に定期的に測定すべきである．服用患者は誰でも，高血糖症状のモニタリングを行い，高血糖症状が現れた場合，空腹時血糖検査を実施すべきである	初期データでは，耐糖能に対する影響はきわめて小さいことが示唆される

88002-790 JCOPY

CQ 4-9 血糖値が悪化してきた場合の内科受診のタイミングは?

Summary

体重増加の程度や糖尿病リスクの程度に応じて，適切に内科医にコンサルトすることが望ましい．

解説

　CQ4-5で示した糖尿病のリスク評価によって，内科受診のタイミングは異なる可能性がある[7]．抗精神病薬開始前に正常型であっても，開始初期（3カ月以内）に体重が7%以上増加し，かつ血糖値またはHbA1c値に異常を認めた場合は，内科医のコンサルトを受けることが望ましい．境界型の場合は，定期的に内科医のコンサルトを受け，処方した抗精神病薬を継続してよいかどうかを相談できれば理想的である．ただし，口渇・多飲・多尿・体重減少などの糖尿病を疑わせる症状が認められた場合は，速やかに内科医へのコンサルトを考慮する．糖尿病を強く疑う型の場合，速やかに内科医のコンサルトを受け，糖尿病のコントロールが不良であれば，内科医に診療を依頼することが望ましい（CQ5-2参照）．

第4章 糖尿病

CQ 4-10 糖尿病治療薬服用時に気をつけることは？（副作用を含む）

Summary

糖尿病治療薬服用時に気をつけるべき問題点は低血糖とシックデイである．特にインスリンやスルホニル尿素（SU）薬を服用中か確認しておくほうがよい．

解説

　糖尿病治療薬服用中に気をつけることとして，内科医向けの糖尿病治療ガイドでは，以下の点が挙げられており，精神科医にとっても参考になる．以下の症状が出現する場合には，内科医にコンサルトすることが望ましい．

1. 低血糖

　動悸，発汗，脱力，意識レベルの低下などの低血糖症状がある，または通常血糖値が70 mg/dL 未満になった状態をいう．血糖降下薬の作用が強く現れた場合や食事時間の遅れ，運動のし過ぎなどで起こる．ふるえ，動悸，発汗，脱力感，顔面蒼白，頭痛，目のかすみ，眠気（生あくび）などの症状がみられる．特に血糖値が50 mg/dL 以下の重症の場合は，けいれんや異常行動を起こしたり，昏睡状態に陥ることもあり，注意が必要である．スルホニル尿素（SU）薬による低血糖は遷延する．対策としては，ブドウ糖かそれに代わるものを直ちに摂取する．

2. シックデイ

　発熱，下痢，嘔吐，食欲不振のため食事が摂れないときをシックデイと呼ぶ．高血糖やケトアシドーシスが起こりやすくなる．インスリン治療中の患者は食事が摂れなくても自己判断でインスリン注射を中断してはならない．脱水に注意する．食べやすい炭水化物（おかゆやアイスクリームなど）を摂取するように指導する．嘔吐や下痢が止まらないときは入院加療が必要である．

3. 糖尿病治療薬の主な副作用

①インスリン：低血糖　②GLP-1 受容体作動薬：下痢，便秘，嘔気　③ビグアナイド薬：乳酸アシドーシス　④チアゾリジン薬：浮腫，体重増加　⑤スルホニル尿素（SU）薬：低血糖，体重増加　⑥速効型インスリン分泌促進薬（グリニド薬）：低血糖　⑦DPP-4 阻害薬：特になし　⑧α-グルコシダーゼ阻害薬：腹部膨満感，放屁，下痢　⑨SGLT2 阻害薬：尿路感染症・性器感染症（特に女性），頻尿・多尿
（糖尿病治療ガイド 2018-2019，p.52-59 より改変）

注：◆精神科医が知っておくことが望ましい内科的知識に関する項目

88002-790　JCOPY

▶ 第4章文献

1) American Diabetes Association, American Psychiatric Association, American Association of Clinical Endocrinologists, et al：Consensus development conference on antipsychotics drugs and obesity and diabetes. Diabetes Care 27 (2)：596-601, 2004

2) Woo V, Harris SB, Houlden RL：Canadian Diabetes Association Position paper：antipsychotic medication and associated risks of weight gain diabetes. Can J Diabetes 29 (2)：111-112, 2005

3) De Nayer A, De Hert M, Scheen A, et al：Belgian consensus on metabolic problems associated with atypical antipsychotics. Int J Psychiat Clin Pract 9 (2)：130-137, 2005

4) Expert group："Schizophrenia and Diabetes 2003" Expert Consensus Meeting. Dublin, 3-4 October 2003：consensus summary. Br J Psychiatry Suppl 47：S112-114, 2004

5) Lambert TJ, Chapman LH：Diabetes, psychotic disorders and antipsychotic therapy：a consensus statement. Med J Aust 181 (10)：544-548, 2004

6) Marder SR, Essock SM, Miller AL, et al：Physical health monitoring of patients with schizophrenia. Am J Psychiatry 161 (8)：1334-1349, 2004

7) 村崎光邦, 小山 司, 渥美義仁, 他：第二世代（非定型）抗精神病薬を投与する際の血糖モニタリングガイダンスの提案. 臨床精神薬理11 (6)：1139-1148, 2008

8) Cohn TA, Sernyak MJ：Metabolic monitoring for patients treated with antipsychotic medicaitions. Can J Psychiatry 51 (8)：492-501, 2006

9) 藤井康男：Olanzapine 投与中の糖尿病性昏睡に伴う死亡例から我々はなにを学ぶべきか？ 臨床精神薬理5 (8)：1093-1113, 2002

10) Kusumi I, Arai Y, Okubo R, et al：Predictive factors for hyperglycemic progression in patients with schizophrenia or bipolar disorder. BJPsych Open 4 (6)：454-460, 2018

11) Kusumi I, Ito K, Uemura K, et al：Screening for diabetes using monitoring guidance in schizophrenia patients treated with second-generation antipsychotics：A 1-year follow-up study. Prog Neuropsychopharmacol Biol Psychiatry 35 (8)：1922-1926, 2011

12) Stubbs B, Vancampfort D, De Hert M, et al：The prevalence and predictors of type two diabetes mellitus in people with schizophrenia：a systematic review and comparative meta-analysis. Acta Psychiatr Scand 132 (2)：144-157, 2015

13) Pillinger T, Beck K, Gobjila C, et al：Impaired glucose homeostasis in first-episode schizophrenia：a systematic review and meta-analysis. JAMA Psychiatry 74 (3)：261-269, 2017

14) Kirkpatrick B：Schizophrenia as a systemic disease. Schizophr Bull 35 (2)：381-382, 2009

15) 独立行政法人 医薬品医療機器総合機構：医薬機器の添付文書情報. (http://www.info.pmda.go.jp/ysearch/html/menu_tenpu_base.html. 2018年8月18日確認)

16) U. S. Food and Drug Administration：Drugs@FDA：FDA approved drug products. (https://www.accessdata.fda.gov/scripts/cder/daf/ 2018年8月18日確認)

17) The Maudsley Prescribing Guidelines in Psychiatry 12th Edition.(Wiley-Blackwell, 2015年)日本語版. (http://www.abilify.jp/var/07/index.html. 2018年8月18日確認)

18) Kessing LV, Thomsen AF, Mogensen UB, et al：Treatment with antipsychotics and the risk of diabetes in clinical practice. Br J Psychiatry 197 (4)：266-271, 2010

19) Salvi V, Grua I, Cerveri G, et al：The risk of new-onset diabetes in antidepressant users— A systematic review and meta-analysis. PLoS One 12 (7)：e0182088, 2017

20) Fathallah N, Slim R, Larif S, et al：Drug-induced hyperglycaemic and diabetes. Drug Saf 38(12)：1153-1168, 2015

第 5 章

診療連携

CQ 5-1 肥満や糖尿病を合併した統合失調症患者の内科医・肥満症専門医・糖尿病専門医への紹介状記載のポイントは？

Summary

内科医・肥満症専門医・糖尿病専門医は，統合失調症患者の診療に不慣れであるため，対応のポイントや自己管理の可能性について記載する必要がある．

解説

　肥満に起因する糖尿病などの生活習慣病を合併した統合失調症患者に対しては，看護師・管理栄養士などの多職種による食事・運動療法を基本に，そのうえで薬物治療を選択することが望ましい．患者には「肥満の原因，それに伴う糖尿病など生活習慣病の発症機構，さらに生活習慣病の合併症による健康リスク」などを理解してもらったうえで，疾患治療への動機づけと自己管理（体重・血圧測定，栄養管理，運動療法，服薬管理など）をしてもらう必要がある．このような観点で，患者からの同意をできるだけ得る努力をすることを考慮に入れつつ，下記のような点に留意して紹介状を記載すると，スムーズな病診連携が可能になると考えられる．

1. 記載する際の留意点
   ①内科医・肥満症専門医・糖尿病専門医は統合失調症患者と接する機会はほとんどなく，対応には不慣れで不安を持っているため，患者対応のポイントを記載する．
   ②抗精神病薬投与に伴う肥満・糖尿病の合併について，精神科専門医ほどの知識はないため，薬歴を含む病歴を記載する．
   ③肥満症・糖尿病の理解，治療への動機付け，更に自己管理（体重・血圧測定，栄養管理，運動療法，服薬管理など）が可能かどうかの意見を記載する．
   ④自己管理が困難な場合，日頃の生活管理や服薬管理をしてくれるキーパーソンを知らせる．

2. 具体的な紹介状記載時の項目
   ①疾患名
   ②薬物治療歴
   ③既往歴・家族歴（特に糖尿病にかかわる）
   ④体重・血糖値などの変化
   ⑤現在の精神症状（疾患対応への注意点を含めて）
   ⑥日常の生活習慣管理の可能性
   ⑦治療・緊急時にかかわってくれるキーパーソン（可能な限り）．

88002-790 JCOPY

内科医から見て精神科医が知ることが望ましい内科治療のポイントは?

Summary

統合失調症患者はすべて糖尿病合併の可能性があり，生活習慣の改善指導も困難な場合があるため，内科医，精神科医，メディカルスタッフ，患者・家族が協力して予防や治療にあたることが望ましい．

解説

平成29年の国民健康・栄養調査によれば，肥満者（BMI≧25）の割合は男性30.7%，女性21.9%，やせの者（BMI＜18.5 kg/m^2）の割合は男性4.0%，女性10.3%である．また，糖尿病が強く疑われる者（HbA1c≧6.5%）の割合は男性18.1%，女性10.5%であり，高齢になるほど増加する[1]．このように有病割合が高く，適切な治療を行わないと重大な合併症を招く疾患にもかかわらず，発症初期は自覚症状がないために診断されていない人や診断されても放置している人が多い．糖尿病は生活習慣病と位置付けられているが，生活習慣に問題がなくても遺伝的要因や免疫学的要因が主体で発症する人もいる．したがって，統合失調症患者はすべて糖尿病合併の可能性があることを念頭において診療することが必要であり，初診時に血糖値とHbA1c値を測定しておくことが望ましい（CQ4-5 1参照）．糖尿病は血糖コントロールが良かった患者でも，薬物，併発疾患，身体的ストレス，生活環境の変化などで容易に血糖値が高くなる．したがって，本ガイドに記載されている抗精神病薬（CQ4-8参照）を投与する場合や患者の生活習慣が乱れている場合は血糖コントロールが悪くなりやすい．

血糖値が300 mg/dLを超えるような著明な高血糖の場合は，緊急の内科治療を考慮し（Supplement 2参照），内科でのインスリン療法が望ましい．糖尿病性ケトアシドーシスや高浸透圧高血糖状態など緊急性が高い場合は入院施設のある内科に搬送し，直ちに生理食塩水の輸液およびインスリンの持続静脈内点滴を行うことが推奨される．通常，口渇・多飲・多尿・体重減少などの自覚症状を伴う高血糖症状が現れるが，統合失調症があると自覚症状が乏しいか，症状があっても訴えないために発見が遅れる可能性がある．

著明な高血糖でない場合は検査しないと高血糖があるかどうかわからない．したがって，本予防ガイドの手順に沿って，血糖値を測定し，内科医にコンサルトすることが望ましい（CQ4-5参照）．一般に，内科では，食事・運動療法を含む生活習慣の改善指導をまず行い，そのうえで薬物療法（経口血糖降下薬，GLP-1受容体作動薬，インスリン製剤）を行う．さらに，生活習慣の改善指導が困難な場合も多いため，内科医と精神科医が連携して指導を行うことが望ましい．その際に，医師だけでなく，糖尿病療養指導士をはじめとしたメディカルスタッフおよび患者・家族を含めてチーム医療を行うことが理想的である．

第5章

診療連携

精神科医から内科医に伝えることが望ましい統合失調症における治療上の注意点は？

Summary

内科医に伝えることが望ましいのは，理解力の乏しさ，治療中断の可能性，主要な精神症状の変わりやすさ，さらに一部の症例における大量服薬，自殺企図の可能性などである．

解説

　　今後，精神障害者の地域移行がさらに進むことにより，身体合併症を抱えた統合失調症患者が一般内科を受診することがますます増えることが予想される．以下に統合失調症患者がもつ可能性のあるリスクを挙げる．内科医にこれらのリスクの可能性を理解してもらったうえで，内科治療の選択を考慮してもらうことが望ましい．なお，情報提供の際には個人情報に一定の配慮が必要である．

　　患者の理解力が乏しい場合がある．精神症状の変化に応じて，わかりやすい言葉で，繰り返し疾患や治療について説明を行う必要がある．理解力が乏しければキーパーソンに同席してもらう．

　　治療中断の可能性がある．原因としては，

①病気を認めない，認めたくない気持ちが強い場合

②受診や薬の必要性を理解していない場合

③妄想や幻聴に左右される場合

④倦怠感や疲労感があり起床できない，あるいはふらつきがあり外出できない場合

⑤その他，医療不信

などがあげられる．

　　一部の患者では些細な一言で病状が変化しやすくなる可能性がある．症状の悪化には，具体的な原因がある場合も多いが，しばしば本人には自覚できていないことも多い．

　　統合失調症患者の一部には，精神症状が不安定な場合に，手近に持っている処方薬の大量服薬が起こりうる．これには，はっきりとした希死念慮がある場合と，現実のつらさを前にした本人からのSOS発信の意味がある場合がある．そのリスクが高い場合は，家族に服薬管理をお願いすることが望ましい．

 88002-790

CQ 5-4 一般診療科と精神科のスムーズな診療連携を図るポイントは？

Summary

一般診療科と精神科の連携を強化するためには知識や情報の共有だけでなく，信頼関係の醸成が不可欠である．一般診療科と糖尿病専門医との間にも連携があることを理解する．

解説

　一般診療科と精神科の連携を強化するためには，それぞれの地域の文化・風土に合う取り組みのために，知識や情報の共有だけでなく，信頼関係の醸成が不可欠である．精神疾患による不穏，興奮等の症状により，一般診療科における医療的処置が困難な精神身体合併症患者に対しては，精神科は迅速かつ適正な医療を提供する．一方，高血糖など急性合併症について，一般診療科に速やかな対応をしてもらうため，円滑な情報提供が求められる．

　地域の実情に応じて糖尿病の地域連携パスが導入または計画されており，精神科医や一般内科医から糖尿病専門医への紹介を行う場合の基準（検査値，病態，所見など）が示されることになっている．この基準に沿って精神科医，一般内科医，糖尿病専門医の連携を継続的に実践していくことが重要であり，また，糖尿病診療に関する情報の共有，患者に対する合理的な診療システムの円滑化につながる．

　糖尿病専門医への情報提供には，日本糖尿病対策推進会議が作成した「診療情報提供書」や地域で作成された情報提供書，日本糖尿病協会発行の「糖尿病連携手帳」，日本糖尿病眼学会発行の「糖尿病眼手帳」を活用するとよい．

（糖尿病治療ガイド 2018-2019, p.107-108より改変）

第5章 診療連携

▶ 第 5 章文献 ══

1）厚生労働省：平成 29 年　国民健康・栄養調査結果の概要．p.15-17

88002-790 JCOPY

索 引

88002-790　JCOPY

ⓒ 2020   第 1 版発行 2020 年 5 月 29 日

統合失調症に合併する肥満・糖尿病の予防ガイド

| 検 印 | 監修　日本精神神経学会　日本糖尿病学会　日本肥満学会 |
| 省 略 | 編集　「統合失調症に合併する肥満・糖尿病の予防ガイド」
　　　作成委員会 |

　　　　　　　　　　　　　　　　発行者　　　　　　　　林　　峰　子
　　　　　　　　　　　　　　　　発行所　　　　株式会社 新興医学出版社
（定価はカバーに
表示してあります）
〒113-0033　東京都文京区本郷6丁目26番8号
電話　03（3816）2853　　FAX　03（3816）2895

印刷　三報社印刷株式会社　　ISBN978-4-88002-790-6　　郵便振替　00120-8-191625